I0465731

AUXILIAR DE PEDIATRÍA

Manual con DIPLOMA ACREDITATIVO opcional

PRÓLOGO

Este es un material didáctico de la rama socio-sanitaria, elaborado, con criterios profesionales, con un enfoque práctico, estructura muy sencilla de fácil lectura, que le permitirá adquirir los conocimientos relacionados con la profesión de Auxiliar de Pediatría.

DIPLOMA ACREDITATIVO. Puede examinarse de forma opcional de los contenidos de este manual, y obtener el Diploma correspondiente.

Para ello deberá contactar con el centro examinador a través del correo: **prueba@cuper.es,** y le informarán de las condiciones del examen.

ÍNDICE

TEMA 1

NEONATOLOGÍA

Peculiaridad de los problemas del recién nacido

Los cambios fisiológicos que implica el paso de la vida intrauterina a la extrauterina son los que determinan las características del cuidado del recién nacido normal y de la patología de este período. Esto requiere una adaptación de todos los órganos y sistemas que incluye la maduración de diversos sistemas enzimáticos, la puesta en marcha del mecanismo de homeostasis que en el útero eran asumidos por la madre y la readecuación respiratoria y circulatoria indispensable desde el nacimiento para sobrevivir en el ambiente extrauterino. Todos los problemas del recién nacido de alguna manera comprenden la alteración de un mecanismo de adaptación.

Adaptación es la palabra que define el período neonatal. A ésta debemos agregar el carácter dinámico del proceso que hace variar el concepto de normalidad en el tiempo. Una bilirrubinemia de 4 mg % al nacer es anormal, pero no lo es a los 3 días de vida. Una cierta dificultad en la regulación de la temperatura en las primeras horas de vida no tiene la misma que si ésta ocurre al segundo día. Adaptación y dinamismo evolutivo, le dan al recién nacido un carácter de gran fragilidad y dependencia del medio.

Es la etapa más vulnerable de la vida del ser humano en el período posterior al nacimiento. En esta se dan los mayores riesgos de presentar patologías y de que estas dejen algún tipo de secuelas, especialmente neurológica. Desde el punto de vista estadístico, el período neonatal comprende los primeros 28 días de vida. A los primeros 7 días de vida se les llama período neonatal precoz.

La mortalidad neonatal es el indicador más básico para expresar el nivel de desarrollo que tiene la atención del recién nacido en una determinada área geográfica o en un servicio. Esta se define como *el número de recién nacidos fallecidos antes de completar 28 días por cada 1.000 nacidos vivos*. La OMS recomienda incluir como nacidos vivos a todos aquellos niños que tienen al nacer alguna señal de vida: respiración o palpitaciones del corazón o cordón umbilical, o movimientos efectivos de músculos de contracción voluntaria. En los fallecidos se considera sólo a aquellos que pesan más de 500 gramos.

La mortalidad infantil y neonatal varía en los distintos países según el nivel económico, sanitario y la calidad de la atención médica. La mortalidad neonatal es responsable de entre el 40 a 70% de las muertes infantiles. En la medida que las tasas de mortalidad infantil descienden, las muertes neonatales son responsables de un porcentaje mayor de las muertes totales del primer año de vida.

A diferencia de la mortalidad postneonatal, la mortalidad neonatal es menos dependiente de los factores ambientales y sanitarios. Está más condicionada por la buena organización de la atención perinatal y del tratamiento médico que en algunos casos requiere de alta especialización.

El indicador más específico del nivel de atención neonatal es la letalidad neonatal por peso de nacimiento. Esta se define como el número de muertes neonatales de un rango de peso determinado referidas a los recién nacidos vivos de ese mismo rango de peso expresado en porcentaje. La prematurez es el principal factor de riesgo para la salud del recién nacido. Su prevención y tratamiento depende de la organización y calidad del cuidado perinatal. La madre con riesgo de tener un niño prematuro debe ser controlada en un centro especializado al igual que su hijo prematuro.

El objetivo primordial del equipo de salud para este período es supervisar que esta adaptación se realice en forma normal. El control del embarazo es primordial para detectar los embarazos de alto riesgo. En esta etapa se puede prevenir un parto prematuro, detectar una diabetes y tratarla, y numerosas otras patologías que pueden afectar al feto y al recién nacido. Al momento del nacimiento se debe tener una completa historia perinatal, para identificar los riesgos que pueda presentar el recién nacido, prevenir los problemas e intervenir oportunamente cuando estos se producen. El nacimiento de un prematuro, requiere que se esté preparado para evitar que se enfríe

Clasificación del Recién Nacido
Los factores más determinantes en la supervivencia del recién nacido son su madurez expresada en la edad gestacional y el peso de nacimiento. Considerando estos dos parámetros, los recién nacidos se han clasificado de la siguiente manera:

> ➤ RNT (Recién nacido de término): Aquellos nacidos con 38 semanas de gestación y menos de 42 semanas de gestación.

➤ RNPR (Recién nacido prétermino): Aquellos nacidos con menos de 38 semanas de gestación. En esto seguimos el criterio de la Academia Americana de pediatría, ya que la OMS considera pretérmino a los recién nacidos con menos de 37 semanas.

➤ RNPT (Recién nacido postérmino): Aquellos nacidos con 42 semanas de gestación.

Luego, según si su peso es adecuado o no para su edad gestacional se clasifican en:

✓ AEG: adecuados para la edad gestacional: cuando el peso de nacimiento se encuentra entre los percentiles 10 y 90 de las curvas de crecimiento intrauterino (CCI)

✓ PEG: pequeños para la edad gestacional: cuando el peso está bajo el percentil 10 de la CCI.

✓ GEG: grandes para la edad gestacional: cuando el peso se encuentra sobre el percentil 90 de la CCI.

Referente al parámetro peso se utilizan también los conceptos de recién nacido de muy bajo peso (menos de 1.500 g.) y de extremo bajo peso (menos de 1.000 g.). Estos dos grupos son responsables de alrededor de un 60 a 70% de la mortalidad neonatal y representan el grupo de recién nacidos de más alto riesgo. El bebé prematuro presenta una gran variedad de problemas que reflejan el grado de inmadurez de los sistemas para adaptarse a la vida postnatal y que van aparejados con el grado de su prematurez.

Los recién nacidos PEG son la mayoría de las veces el resultado de una placenta insuficiente y están sometidos a una hipoxia crónica, presentan con frecuencia, poliglobulia e hipoglicemia. Durante el trabajo de parto son más susceptibles de sufrir hipoxia y nacer deprimidos. En algunos casos su peso insuficiente se debe a infecciones intrauterinas virales y a problemas genéticos.

Los recién nacidos GEG, con frecuencia tienen el antecedente de diabetes materna. Pueden presentar también hipogolicemia y poliglobulia. Por su tamaño puede tener problemas en el parto y sufrir traumatismo y asfixia.

El recién nacido de postérmino tiene una placenta que empieza a ser insuficiente. Con frecuencia presentan asfixia en el trabajo de parto y meconio en el líquido amniótico lo que puede resultar en un Síndrome de Dificultad Respiratoria por Aspiración de meconio.

Una nueva forma de vida

Antes de nacer, el bebé lleva una vida bastante resguardada, pero desde el momento en que nace se inicia una nueva fase de su desarrollo. Tiene que adaptarse a un medio ambiente nuevo. Hay algunas cosas, como la respiración, que las puede realizar instantáneamente, por sí solos, pero para otros aspectos en muchos casos está completamente indefenso y depende de la ayuda de la madre.

Primeras respiraciones

Tal vez lo más dramático y emocionante del parto sea ver cómo el bebé respira por primera vez. Algunos berrean sonoramente durante varios minutos; otros sólo emiten uno o dos quejidos, para pasar de inmediato a una respiración tranquila. La naturaleza no deja nada al azar, y no tiene por qué sorprender que los bebés practiquen movimientos respiratorios en el seno materno desde una edad muy temprana. Algunas madres notan estos movimientos en forma de pulsaciones rápidas sobre la parte inferior del abdomen.

La mayoría de los niños respiran espontáneamente y normal al nacer, aunque es costumbre que la comadrona despeje con suavidad su nariz y boca y observe el patrón respiratorio, ritmo cardiaco, color de la piel, tono muscular y actividad general. Con frecuencia nacen amoratados, pero enseguida esa circunstancia desaparece. Es normal que los dedos de las manos y pies tarden un poco más en adquirir el tono deseado.

En ocasiones, se demoran algo en empezar a respirar. En estos casos, la comadrona les anima friccionándoles suavemente o pellizcándoles los dedos de los pies. A pesar de todo, hay veces en que la demora se prolonga durante algún tiempo, existiendo varias razones para ello. Una de las más importantes es la depresión del "centro respiratorio" situado en el cerebro, como consecuencia de un parto o alumbramiento difíciles o debido a la administración de grandes dosis de calmantes a la madre durante el parto. El personal médico puede predecir a menudo la probabilidad de que exista dicho retraso respiratorio y exigir la presencia de un pediatra en el alumbramiento.

Cambio de temperatura

En el seno materno, el bebé se halla bastante protegido de las temperaturas extremas, gracias al cálido líquido amniótico (aguas) que le rodea. De hecho, tiene un grado centígrado más que su madre.

Inmediatamente después del nacimiento, la temperatura del recién nacido desciende un poco antes de estabilizarse. Para evitar un enfriamiento excesivo, hay que mantener caldeada la sala de partos, secar y arropar al pequeño en una toalla suave y resguardar la cuna de corrientes de aire. Antes de abandonar el paritorio la comadrona suele tomar la temperatura del niño colocándole un termómetro debajo de la axila o insertándoselo con suavidad en el recto. Poco después la temperatura se estabilizará, si se le viste con una ropa ligera, se cubre la cuna con una o dos mantas de poco peso y se mantiene la habitación a unos 20 ó 22 grados centígrados. Al cabo de unas pocas semanas, tolerará una temperatura ambiente de 16 grados centígrados, si lleva una prenda de lana más y se añade otra manta a la cuna.

Habituación a los gérmenes

Aunque determinadas infecciones maternas, como la rubéola, pueden afectar al feto, éste se halla bastante bien protegido de los gérmenes por la membrana que le rodea. Según va avanzando la gestación, su sangre va produciendo unas proteínas especiales, denominadas "anticuerpos" y, en consecuencia, sus leucocitos se hacen diestros en la tarea de eliminar a todo germen peligroso que ose invadir su territorio. Por consiguiente, al nacer, los bebés son capaces de eludir determinados peligros de infección. Sin embargo, no todos los gérmenes son nocivos y, para el tercer día de vida, sus vías respiratorias, intestino y piel se ven poblados de distintas bacterias, muchas de ellas útiles. No obstante, el sentido común nos dice que no hay que fiarse de las defensas de un bebé recién nacido como salvaguardia ante todo peligro, y a menudo se observa que el personal de la sala de maternidad, que maneja muchos bebés diferentes, se lava las manos con cuidado antes de cogerlos. Son bastante frecuentes en los recién nacidos las infecciones oculares, normalmente llamadas "ojos legañosos" En cuanto se observe cualquier supuración ocular, habrá que comunicárselo a la enfermera o al pediatra. El tratamiento que requiere es muy sencillo: gotas de colirio. Pero no todos los "ojos legañosos" están causados por infecciones. A veces las pestañas se quedan pegadas por una acumulación temporal de mucosidad, que puede eliminarse fácilmente limpiando el párpado y la zona circundante con un algodón húmedo.

Primeros alimentos

Aunque es cierto que los niños en el interior del seno materno ingieren grandes cantidades de líquido amniótico, éste apenas les ayuda en su desarrollo, ya que la circulación sanguínea de la madre es la que cubre todas sus necesidades nutritivas. Tras el nacimiento y el corte del cordón umbilical, también se secciona esta importante fuente de nutrición. A partir de entonces, el bebé pasa a depender por completo de su madre en lo referente a la alimentación. A pesar de que la leche materna tarda unos pocos días en subir, no importa, ya que la principal preocupación del recién nacido en esos momentos será succionar y dormir. Casi todos los bebés pierden peso durante los primeros días de la vida, y no recuperan el que tenían al nacer hasta la segunda semana. La naturaleza suele disponer las cosas con arreglo a un plan bien meditado, del que la alimentación es una perfecta muestra. Por ejemplo, al nacer, el aparato gastrointestinal del bebé ya está preparado para digerir y absorber las sustancias alimenticias contenidas en la leche humana; a pesar de ello, cuando llora durante el periodo previo a la subida de la leche materna, no lo hace porque esté hambriento, sino como demostración de su ansia instintiva y arrolladora de succionar. Si se le coloca al pecho, no sólo se aliviará este instinto, sino que se estimulará la producción de leche. Al principio, el pecho sólo suministra una pequeña cantidad del líquido llamado "calostro", que contiene sustancias capaces de proteger al niño contra las infecciones. Poco a poco, y a medida que el pequeño succiona, se va acumulando más leche, hasta que llega un momento en que se da cuenta de que la succión le proporciona una sabrosa bebida.

En los primeros días de la vida, casi todos los bebés muestran sus peculiaridades a la hora de succionar. A algunos les gusta hacerlo durante uno o dos minutos antes de quedarse dormidos, para luego ponerse a llorar al cabo de una hora, más o menos, momento en que otro breve rato al pecho le aliviará. A otros les gusta mamar durante más tiempo. Por desgracia, algunas madres dejan de dar el pecho al cabo de unos pocos días, porque piensan que no tienen bastante leche; resulta lamentable, ya que lo que el niño busca es la succión y no el alimento.

TEMA 2

ANAMNESIS PERINATAL

Concepto de anamnesis perinatal

Los hechos que permiten evaluar a un recién nacido comienzan con el período prenatal que va desde el momento de la fecundación al nacimiento. Esta etapa está condicionada por los antecedentes genéticos de los padres y las patologías que la madre tenga durante el embarazo. Luego, se requiere conocer y evaluar el trabajo de parto y la forma de resolución de este. Cuando el recién nacido es visto en horas o días posteriores al nacimiento es indispensable conocer su condición al nacer y su evolución en las primeras horas de vida (período de transición). En este período se pueden detectar gran parte de los problemas de adaptación que este pueda presentar como alteraciones de la termorregulación, dificultad respiratoria y otros.

La mayoría de los embarazos tienen una evolución fisiológica y se trata de un evento normal. Para los padres es siempre un evento extraordinariamente y sensible frente al cual se siente con dudas e inseguridades.

Hemos definido que lo que caracteriza el período neonatal es la adaptación a la vida extrauterina. Es por eso que la anamnesis del recién nacido está orientada a buscar todos aquellos factores que la puedan alterar.

Principales factores que alteran la adaptación neonatal

Prematurez y bajo peso de nacimiento, son dos factores esenciales para definir el riesgo que un recién nacido tenga una adaptación alterada. A menor peso de nacimiento y edad gestacional mayores problemas de adaptación, y mayor riesgo de morbilidad y mortalidad. Al iniciar la presentación de la historia clínica de un recién nacido lo primero que se debe especificar es su edad gestacional, peso y la adecuación de este a dicha edad gestacional.

La hipoxia perinatal

La hipoxia altera la adaptación neonatal en diversos sistemas. Hay diversas patologías del embarazo que favorecen la hipoxia crónica o aguda. Estas pueden ser enfermedades médicas de la madre o propias del embarazo, malformaciones congénitas, infecciones y genetopatías. La evolución del trabajo de parto y parto nos dará antecedentes para pesquizar una hipoxia aguda y el riesgo de que nazca deprimido.

La hipoxia aguda en el momento de nacer se manifiesta generalmente en una depresión cardio-respiratoria, alterando el inicio de la respiración y la readaptación circulatoria. La gravedad de la hipoxia y de la depresión respiratoria se evalúa con diversos parámetros cínicos y de laboratorio. Uno de estos es el Test de Apgar. Este ha demostrado a través de los años ser de gran utilidad para evaluar la condición del recién nacido al momento de nacer. Se evalúa al minuto y a los 5 minutos de vida. El Apgar al minuto expresa principalmente la evolución prenatal. El Apgar a los 5 minutos tiene un mayor valor pronóstico en cuanto a la normalidad o potencial anormalidad neurológica y riesgo de mortalidad. El Apgar bajo al minuto (0-3) es significativamente más frecuente a más bajo peso y aumenta el riesgo de mortalidad. El test de Apgar es por lo tanto, una información esencial de la anamnesis perinatal.

Enfermedades médicas de la madre y propias del embarazo.
El desarrollo y maduración fetal pueden ser alterados por diversas patologías de la madre y del embarazo. Es necesario conocer cuáles son las patologías prevalentes en la realidad en que se trabaja, el mecanismo por el cual alteran el desarrollo y crecimiento fetal, y cuáles son las limitaciones que ese recién nacido sufrirá en su adaptación neonatal. Las más frecuentes en nuestro medio son la hipertensión gravídica, diabetes materna, colestasis intrahepática, incompatibilidad grupo Rh, y cardiopatías. Con menor frecuencia están los problemas tiroideos, enfermedades del mesénquima, púrpura trombocitopénico y otros. En la mayoría de los casos estas patologías producen una insuficiencia placentaria con hipoxia crónica y menor desarrollo fetal. En otros, como la diabetes, la eritroblastosis fetal, y las alteraciones del tiroides, la adaptación neonatal se altera en aspectos endocrinos e inmunológicos más específicos. Debe agregarse que muchas veces la evaluación del feto muestra insuficiencia placentaria, con retardo del crecimiento intrauterino sin poder encontrar una causa precisa.

Por último debemos agregar, que el embarazo múltiple, los sangramientos agudos del tercer trimestre y las presentaciones distócicas, también producen problemas de adaptación.
Varias de las patologías mencionadas se asocian con frecuencia a prematurez, e hipoxia perinatal.

La anamnesis debe hacer un recuento sistemático y completo de estos datos. Así se podrá identificar, prevenir y evaluar ordenadamente los problemas que puede presentar un determinado recién nacido.

Infecciones intrauterinas

Las infecciones en el feto y el recién nacido tienen una evolución y consecuencias muy diferente a las que se dan en el lactante, niño mayor o adulto. Ello se debe a que los microorganismos atacan un organismo que está en el período de la organización y maduración de sus sistemas y con un sistema inmunológico inmaduro. Por esto, según la etapa del desarrollo en que ocurra la infección, esta puede producir diversos tipos de secuelas y malformaciones congénitas. Es el caso de algunas enfermedades virales y parasitarias como la rubéola, el herpes simple, el citomegalovirus, el parvovirus, la sifilis y la enfermefdad de Chagas.

Las infecciones bacterianas siguen un curso que tiende rápidamente a generalizarse en forma de una septicemia. Especialmente importante es la colonización vaginal de la madre con el Estreptococo B. En estos casos se debe estar atento para intervenir oportunamente según si la madre ha sido tratada adecuadamente. La rotura prematura de membranas, y signos de corioamnionitis son factores indispensables de precisar para sospechar una infección, investigarla y tratarla oportunamente. La integración con el equipo obstétrico es necesaria para tener una información completa y complementaria. En determinados casos se requiere un interrogatorio dirigido hacia factores epidemiológicos. Ejemplos de ésto, son el caso de la rubéola, enfermedad de Chagas y Herpes.

Antecedente de ingestión de medicamentos y drogas

Las drogas y medicamentos pueden alterar la adaptación de cuatro maneras fundamentales:
- Produciendo malformación, cuando su administración es en el primer trimestre del embarazo: ej. talidoamida, inmunosupresores.
- Produciendo retardo del crecimiento intrauterino: ejemplo: cigarrillo, cocaína.
- Alterando mecanismos fisiológicos del recién nacido cuando son administrados generalmente en el tercer trimestre: ejemplo: anticoagulantes, propanolol, demerol y anestésicos.
- Produciendo síndromes de deprivación en el neonato, cuando la madre ha ingerido drogas que producen adicción: heroína, cocaína, LSD, alcohol y otros.

Malformaciones congénitas, enfermedades hereditarias y genetopatías

El progreso de la ecografía fetal permite actualmente descubrir un alto porcentaje de malformaciones congénitas como: atresia esofágica o duodenal, hernia diafragmática, hidrocefalia, mielomeningocele, malformaciones renales y cardiopatías congénitas. El conocimiento anticipado de estos hechos permite una preparación electiva para proveer el tratamiento oportuno. La madre debe ser trasladada a un centro con nivel apropiado de atención médico-quirúrgico.

Antecedente de enfermedades hereditarias familiares ayudan a una búsqueda orientada. Igualmente en el caso de alteraciones cromosómicas. Algunas de estas se pueden determinar prenatalmente por medio de estudios cromosómicos en el líquido amniótico o por sangre de cordón. Decisión que debe ser justificada considerando que se trata de procedimientos que tienen riesgo para la vida del feto.

Antecedentes de embarazos anteriores

Este es un aspecto muy importante ya que hay patologías que tienden a repetirse como son: la prematurez, algunas enfermedades genética y ciertas malformaciones. Si una madre ha tenido un niño anterior con una cardiopatía congénita el riesgo que esta se repita aumenta. Otras patologías como la isoinmunización Rh, tienden a ser mas graves en los embarazos posteriores. El antecedente de una mala historia obstétrica con historia de mortinatos o muertes neonatales anteriores también debe ser investigado. Esta información además de tener una importancia para evaluación y conducta que se tenga con el embarazo y el recién nacido son una gran carga emocional para los padres y un factor de incertidumbre y angustia.

La anamnesis perinatal requiere una muy buena integración obstétrico-neonatal. En los casos más complejos se requiere una evaluación conjunta previa al parto.

Pauta práctica para la anamnesis Perinatal

Antes del nacimiento del niño deben conocerse y consignarse los siguientes datos:
- ✓ Edad gestacional por última regla y estimación obstétrica del peso fetal.
- ✓ Antecedentes y características de embarazos previos.
- ✓ Datos biológicos de la madre: edad, peso y aumento de peso en el embarazo, talla.

- ✓ Enfermedades maternas y del embarazo.
- ✓ Antecedente de ingestión de medicamentos y drogas.
- ✓ Resultados de la ecografía fetal.
- ✓ Evolución del trabajo de parto.
- ✓ Forma de resolución del parto.

Después del nacimiento. El peso, la edad gestacional, el Apgar y la condición al nacer, la presencia de malformaciones congénitas y la evolución en las primeras horas de vida, son hechos indispensables de consignar. En el momento de nacer, ellos son parte del examen físico, pero después constituyen parte esencial de la historia clínica de todo recién nacido.

TEMA 3

EL CONTROL GESTACIONAL Y POSTGESTACIONAL

Evaluación de la edad gestacional y del crecimiento intrauterino
El peso y la edad gestacional tienen importancia para el riesgo de morbimortalidad del recién nacido. Por esta razón es importante tener una edad gestacional confiable, una estimación del crecimiento intrauterino y una evaluación de la adecuación del crecimiento, en especial del peso, a la edad gestacional.

Evaluación de la edad gestacional

Evaluación prenatal
> Por la fecha de la última regla: se calcula por el tiempo de amenorrea a partir del primer día de la última menstruación. El tiempo transcurrido se expresa en semanas. Esta es la estimación más utilizada y es muy apropiada en la medida que la fecha de la última regla es confiable.
> Por ultrasonografía: su precisión diagnóstica para la edad gestacional es máxima si esta se efectúa antes de las 20 semanas de gestación con un error de ± 7 días.
> Información obstétrica complementaria: aumento de la altura uterina; primeros movimientos fetales se sienten entre 16 y 18 semanas; detección de los latidos fetales: a las 10 a 12 semanas con Doppler y a las 20 semanas con fetoscopio.

El control precoz de la madre embarazada es por lo tanto, fundamental para poder hacer una buena estimación prenatal de la edad gestacional

Evaluación pediátrica de la edad gestacional
Esta se efectúa después que el niño nace. Hay signos del examen físico y del desarrollo neurológico que tienen buena correlación con la edad gestacional. Es un examen muy útil cuando no es posible tener una evaluación prenatal confiable.

Signos físicos de maduración:
- Firmeza del cartílago de la oreja.
- Grosor y transparencia de la piel.
- Palpación y diámetro del nódulo mamario.

- Presencia de pliegues plantares.
- Aspecto de los genitales.
- Cantidad y distribución del lanugo.

Signos neurológicos:
- Desarrollo del tono muscular. Este va madurando en sentido caudal a cefálico, de manera que lo primero en aparecer es el aumento del tono de las extremidades inferiores.
- Desarrollo de reflejos o automatismos primarios. Estos maduran en sentido céfalo caudal, de manera que los primeros reflejos que aparecen son los de succión y búsqueda y los últimos que se completan son los de prehensión y extensión cruzada de las extremidades inferiores.

Evaluación del crecimiento intrauterino.

Para evaluar el crecimiento intrauterino se requiere tener una curva de crecimiento intrauterino (CCIU) que refleje el crecimiento normal del feto en una determinada población. Estas curvas se elaboran en base a un número suficiente de niños nacidos a diferentes edades gestacionales y se determinan los percentiles 10, 50 y 90. Los niños que tienen su pesos entre los percentiles 10 y 90 se consideran adecuados para la edad gestacional (AEG), los que lo tienen bajo el percentil 10 se les considera pequeños para la edad gestacional (PEG) y los que están sobre el percentil 90 se les considera grande para la edad gestacional (GEG). Las curvas también incluyen el crecimiento de la talla y de la circunferencia craneana, lo que permite pesquisar a niños que tengan una talla fuera de los rangos normales (bajo el percentil 10 o sobre el percentil 90) y en el caso de la circunferencia craneana, cuando los valores están fuera de los percentiles 10 y 90 es necesario estudiar si tienen microcefalia o macrocefalia anormales. La OMS ha recomendado que cada país o región elabore sus propias curvas de crecimiento intrauterino de manera de tener un diagnóstico mas preciso del RCIU.

El rango normal de crecimiento para un niño determinado es difícil de precisar. Las CCIU dan un elemento estadístico de la dispersión de una población aparentemente normal. Esta información debe complementarse con los antecedentes clínicos perinatales que nos proporcionan información sobre el crecimiento intrauterino y si había factores conocidos que lo podían alterar.

El recien nacido normal: atencion inmediata, cuidado de transicion y puerperio

El cuidado del recién nacido normal tiene como objetivo supervisar que el proceso de adaptación del recién nacido se realice en forma normal y ayudar a la madre a comprender las características propias de este período y de fenómenos fisiológicos que no ocurren en ninguna otra edad. A los padres, y, en especial a la madre les compete el cuidado de su hijo recién nacido. Hay un período de adaptación clave en los primeros días entre la madre y el recién nacido que abarca funciones biológicas, psicológicas y espirituales. El impacto existencial que tiene el nacimiento de un hijo en los padres es uno de los eventos de mayor intensidad en su vida.

La supervisión del proceso de adaptación implica detección de alteraciones que se salen del rango normal. Estas deben ser evaluadas para precisar si son expresión de una patología o una variación del proceso normal. Para esto se requiere una cuidadosa observación de la alteración y de las condiciones clínicas globales del recién nacido. Un ejemplo frecuente de esto son las alteraciones de la termorregulación. Estas pueden ser un hecho transitorio o un signo precoz de una infección.

El cuidado de todo recién nacido comprende al menos una evaluación especial en cuatro momentos en el curso de los primeros días de vida:
- La atención inmediata al nacer.
- Durante el período de transición (primeras horas de vida).
- Al cumplir alrededor de 6 a 24 horas.
- Previo a ser dado de alta con su madre del hospital.

Atención inmediata

La atención inmediata es el cuidado que recibe el recién nacido al nacer. El objetivo más importante de ésta es detectar y evaluar oportunamente situaciones de emergencia vital para el recién nacido. La más frecuente es la depresión cardiorrespiratoria que requiere que siempre se cuente con los medios y personal entrenado para efectuar una buena y oportuna reanimación. Para la atención inmediata y una eventual reanimación se debe contar con un lugar adecuado adyacente o en la misma sala de partos. Este debe tener condiciones de temperatura, iluminación y equipamiento necesarios para realizar la evaluación del recién nacido y los procedimientos que se realizan en el nacimiento de todo recién nacido. El personal de enfermería debe tener formación y entrenamiento requeridos para la supervisión y procedimientos requeridos en este período.

El médico que atiende al niño debe tener un conocimiento completo de los antecedentes perinatales. Esto le permite saber anticipadamente si atenderá a un RN probablemente normal o con determinados riesgos. Es muy distinto prepararse para recibir a un prematuro de menos de 1500g, a un gemelo que a un RNT que proviene de un embarazo fisiológico y de un parto espontáneo.

La primera evaluación y examen del recién nacido incluye los siguientes aspectos:

- ✓ Evaluación de la respiración, frecuencia cardiaca y color.
- ✓ Test de Apgar. Al minuto y 5 minutos. Este test mantiene su plena vigencia como expresión de la buena adaptación vital del recién nacido a la etapa extrauterina
- ✓ Descartar malformaciones mayores. Algunas son emergencias vitales que pueden presentarse inmediatamente o en el curso de las primeras horas y días de vida: atresia de coanas, hernia diafragmática, atresia esofágica, hipoplasia pulmonar, malformaciones renales, disrafias espinales, genitales ambiguos, e imperforación anal. La signología clínica y el examen físico orientado junto a ciertos procedimientos(p. ej. paso de sonda nasogástrica) permiten descartar las principales malformaciones que conllevan un riesgo vital mayor, si no son oportunamente detectadas
- ✓ Antropometría y primera evaluación de edad gestacional: La edad gestacional, el peso y la adecuación de este a la EG permitirán la clasificación del RN. Para los padres es muy importante que tengan una información rápida del sexo, peso, talla, ausencia de malformaciones y si este tiene un primer examen normal.

Según el resultado de esta primera evaluación se indicará el destino del recién nacido:

- Transición habitual junto a su madre.
- Cuidado de transición con una orientación específica. Un ejemplo es el caso del RN PEG y del hijo de madre diabética. En ellos se deberá supervisar la glicemia y descartar una poliglobulia.
- Hospitalización a cuidado intensivo o intermedio, según la gravedad del caso

La atención inmediata requiere de cuidados y procedimientos de enfermería especiales. Los aspectos más importantes son:

- Recepción del RN en la sala de parto.

- Aspiración de secreciones.
- Ligadura y sección del cordón.
- Secado del niño y cuidado de la termorregulación.
- Identificación del RN.
- Antropometría.
- Paso de sonda nasogástrica.
- Administración de vitamina K.
- Profilaxis ocular.
- Muestra de cordón para grupo sanguíneo, Rh y Coombs directo.

Es responsabilidad compartida de la enfermera y el médico el registro completo de los antecedentes del RN, de la evaluación inmediata y de los procedimientos y exámenes efectuados en este momento.

Cuidado de transición

Las primeras horas de vida del recién nacido requieren de una supervisión especial de su temperatura, signos vitales y condición clínica general. Este debe realizarse junto a la madre si el niño no tiene problemas, cuidando que se mantenga un buen control de la temperatura. Esto permite mantener y fortalecer el vínculo madre-hijo en un período especialmente sensible e importante y el inicio precoz de la lactancia. En el diseño y organización de toda maternidad se debe considerar que se cuenten con las facilidades para que el cuidado de transición se efectúe junto a la madre

Si las condiciones no lo permiten, el recién nacido debe quedar en una sala especial con una temperatura de alrededor de 27-28°C y ser enviado con su madre en cuanto estabilice su temperatura y se consigne parámetros vitales normales. Esto ocurre habitualmente entre la primera y segunda hora de vida.

Durante las primeras horas de vida se producen los cambios más importantes en la adaptación del RN al medio extrauterino. Hay variaciones en su frecuencia respiratoria, cardiaca, en su estado de alerta y actividad motora. Durante los primeros 15 a 30 minutos de vida, es normal una taquicardia de hasta 180/min (primeros 3 minutos) una respiración de 60 a 80/min, a veces algo irregular y con cierta retracción costal y aleteo nasal. Es frecuente la presencia de *mucus* y secreciones en la boca. La temperatura corporal y especialmente la cutánea siempre desciende. Esta primera etapa se ha llamado *primer período de reactividad*. En las horas siguientes, disminuye la frecuencia cardiaca a márgenes de 120-140/min. y la respiratoria a cifras de menos de 60/min. (cifras válidas sin llanto). El niño se ve más tranquilo y tiende a dormirse. Este período dura alrededor de 2 a 6 horas, luego hay un *segundo período de reactividad*. El niño está más activo y con muy buena respuesta a los estímulos. Aparecen de nuevo secreciones y *mucus* en la boca, ocasionalmente puede vomitar. Se escuchan ruidos intestinales. Hay cierta labilidad en la frecuencia cardiaca en respuesta a estímulos exógenos con taquicardia transitoria. El paso de meconio puede producir taquicardia o bradicardia transitoria. La aspiración nasogástrica, generalmente produce bradicardia.

Estos períodos se alteran significativamente cuando la madre ha recibido anestesia, calmantes o tranquilizantes.

La supervisión de estas primeras horas requiere el control frecuente cada hora, de la temperatura, la frecuencia cardiaca, la frecuencia y características de la respiración, el color, el tono y la actividad.

Emisión de orina y expulsión de meconio

Se debe conocer y anotar la emisión de la primera micción y la expulsión de meconio y deposiciones. Algunos de estos eventos ocurrirán cuando el niño está en puerperio. El 92% de los recién nacidos, emite la primera orina en las primeras 24 horas de vida, un alto porcentaje lo hace en la sala de partos. Todos deben haberlo hecho a las 48 horas de vida. En caso contrario debe sospecharse una anormalidad del riñón o vías urinarias. En cuanto a la expulsión de meconio, alrededor del 69 % lo hacen en las primeras 12 horas de vida; el 94% en las primeras 24 horas y el 99% en el curso de las 48 horas de vida.

Atención del RN en puerperio

Pasado el período inmediato de transición el RN permanece junto a su madre en puerperio. Este período tiene una gran importancia desde el punto de vista educativo y preventivo. La madre se encuentra en una condición única para interesarse y captar conocimientos y contenidos educativos que le facilitarán el cuidado posterior de su hijo.

Alimentación natural

Las ventajas insustituibles que tiene la leche materna son expuestas más adelante. Este es uno de los momentos para proporcionarle información a la madre respecto a la lactancia natural y sus ventajas, Debe recibir apoyo para su inicio y técnica y ser tranquilizada con respecto a problemas frecuentes que se presentan en el amamantamiento. El apoyo de todo el personal de salud durante su estadía en Puerperio es decisivo para una buena lactancia.

Fenómenos fisiológicos que hay que explicar a los padres.
Hay una serie de hechos normales propios de este período que llaman la atención de los padres y que pueden provocar ansiedad y alarma si no son bien explicados.

Aspecto del meconio y deposiciones de transición
Las deposiciones de los primeros días van cambiando de color, consistencia y frecuencia. El meconio, que al comienzo es de color café verdoso muy oscuro, casi negro, va cambiando a un color café más claro. Entre el 3er y $4°$ día las deposiciones adquieren el típico color amarillo oro de la alimentación al pecho. A partir del $2°$ y 3er día es frecuente que el niño obre cada vez que es colocado al pecho con bastante ruido, expulsando deposiciones semilíquidas y espumosas. Es importante explicar a la madre que esto es normal. La madre primigesta requiere de especial atención en estos aspectos.

La piel
Es frecuente que las manos y los pies estén fríos y de color algo azulado. Al segundo o tercer día aparecen a menudo manchas eritemato papulares, a las cuales se les ha mal llamado ***eritema tóxico***. Este tiene intensidad variable con una distribución irregular de preferencia en tronco y extremidades. Ocasionalmente, alguna de las pápulas presentan una pequeña pústula en el centro. El aseo con un jabón neutro disminuye la intensidad de este eritema. Se diferencia fácilmente de otras lesiones de la piel de carácter patológico.

Ictericia
La madre debe saber que este es un fenómeno que ocurre en diverso grado en la mayoría de los recién nacidos durante los primeros días de vida. Que no es una enfermedad y que solo en casos excepcionales es patológica. Sin embargo, es también importante que sepa que excepcionalmente la ictericia puede ser intensa y que las cifras de bilirrubina pueden llegar a cifras potencialmente peligrosas. Por esta razón debe explicársele cuando es conveniente que acuda para evaluar la ictericia. Al alta, se le debe indicar que en caso de que la ictericia aumente y las extremidades, debe consultar para que se evalúe su ictericia y se considere el tratamiento preventivo con fototerapia.

Comportamiento y reflejos

Tanto la posición y tono del recién nacido como los movimientos reflejos, son hechos que no son familiares para la madre primigesta. Le llama la atención especialmente el reflejo de Moro que se produce con muy variados estímulos. Todos estos hechos serían muy anormales en un adulto o niño mayor y es necesario explicárselos y tranquilizarla.

Efectos hormonales

Hormonas de la madre relacionadas con la gestación permanecen circulando en el recién nacido durante los primeros días y provocan frecuencia un aumento de tamaño mamario. Esto ocurre en ambos sexos, alrededor del quinto día en que aparece secreción láctea, que se constata comprimiendo el nódulo mamario. Ocasionalmente en las niñitas puede aparecer una pseudo menstruación. Son fenómenos normales que desaparecen espontáneamente.

Evolución del peso.
En los primeros días, es fisiológico que se produzca una pérdida de peso. Este es un hecho fisiológico dentro de cierto márgen. Se acepta como normal un descenso entre el 7 y 10% del peso de nacimiento. Este se recupera alrededor del séptimo día.
Cuando al décimo día no se ha logrado esto, requiere especial refuerzo de la lactancia y evaluar la necesidad de dar relleno según la importancia de la baja de peso y las condiciones clínicas del niño.. Los niños de menos de 3 kg. en general bajan menos, y los de mas de 4 kg. pueden bajar más y demorarse más en recuperar su peso de nacimiento. Es importante conocer esta variabilidad para no apurarse en indicar un relleno.

Cuidado del ombligo

El cordón umbilical sufre una gangrena seca, la cual es más rápida mientras más contacto con el aire éste tiene. Al cabo de 5 a 10 días éste se desprende. La humedad prolonga este proceso, por lo que se debe postergar el baño hasta dos días después que éste ha caído. El ombligo es una potencial puerta de entrada para infecciones, por esto se debe cuidar su aseo con alcohol u otro antiséptico local en cada muda. Es normal que en la base del ombligo haya cierta humedad y secreción amarillo-fibrinosa. No es normal que haya secreción purulenta o enrojecimiento alrededor de él, lo que debe hacer sospechar de una infección. Con frecuencia se presenta una hernia umbilical que se hace más apreciable después que ha caído el cordón. En la gran mayoría de los casos ésta no requiere tratamiento y desaparece espontáneamente antes de los cuatro años.

Examen físico del recién nacido. Consideraciones generales

El examen del recién nacido tiene ciertas peculiaridades por su dinamismo evolutivo y la progresiva adaptación al medio extrauterino.

Nos vamos a referir a continuación al examen físico general y segmentario que se debe realizar en forma sistemática en todo recién nacido. Este se debe realizar alrededor de las 12 a 24 horas, período en que el niño normalmente ha estabilizado su adaptación cardiorrespiratoria y termorregulación. Idealmente se debe realizar junto a la madre de manera que esta aprenda a conocer a su hijo y pueda preguntar aspectos que le merezcan dudas. Es útil preguntarle a la madre, antes de iniciar el examen, sobre aspectos que a ella le llaman la atención. La madre en la mayoría de los casos ha mirado y tocado a su recién nacido con bastante acuciosidad y preguntará sobre manchas, forma de la cabeza etc.

El momento en que se examine al recién nacido puede cambiar sensiblemente su estado de conciencia y alerta: es distinto si el niño está llorando justo antes la hora de su próxima mamada o si se acabe de alimentar. En este último caso una manipulación poco cuidadosa terminará produciendo un reflujo de leche. También es importante considerar que un examen con el niño desnudo de más de 10 minutos puede terminar enfriando a éste. La madre estará muy alerta a la forma como se le examina, a la delicadeza para hacerlo y a las explicaciones que se le dan. Hay que aprovechar antes de desvestir al niño, de evaluar aspectos de la inspección: estado de alerta, postura, examen del cráneo y de la cara, aspecto de las manos y los pies. Después se puede ir desvistiendo progresivamente al niño evitando el llanto para poder examinar adecuada mente la frecuencia cardiaca y la presencia de soplos. Hay varias partes del examen que será difícil hacer con el niño llorando: palpación del abdomen, en especial de los riñones. La madre puede participar desvistiendo y vistiendo al niño. Si no puede hacerlo, nunca se debe dejar al niño destapado después del examen y debe ser vestido por personal de enfermería o médico que han estado en el examen. Al terminar el examen debe informarse sobre el resultado de éste a la madre.

En el examen se debe contar con buena iluminación y temperatura. Cuidar que no haya corrientes de aire. Se consideran sistemáticamente los siguientes aspectos:

Postura y actividad

El recién nacido de término tiene una actividad variable según su estado de sueño, alerta o llanto. En reposo se presenta con sus extremidades fleccionadas y algo hipertónicas, manos empuñadas. En ocasiones adopta la posición del reflejo tónico-nucal: la cabeza vuelta hacia un lado, con las extremidades del mismo lado extendidas y las contra laterales en flexión. La postura también está influenciada por la posición intrauterina, por ejemplo, luego de un parto en presentación podálica, presenta sus muslos flectados sobre el abdomen. El prematuro presenta una postura de mayor extensión a menor edad gestacional.

Piel

Puede presentarse cianosis localizada de manos y pies (acrocianosis) que normalmente desaparece después de varios días. El tejido subcutáneo debe sentirse lleno. Es normal una descamación discreta de la piel, pero en el RN de post término es mucho más marcada. Si se aprecia ictericia significa que la bilirrubina está al menos sobre 5 mg %. En el prematuro la piel es muy delgada, casi transparente, roja, con muy poco tejido subcutáneo.

Vermix Caseoso: (unto sebáceo) Es un material graso blanquecino que puede cubrir el cuerpo, especialmente en el prematuro, en el niño de término usualmente está sobre el dorso, cuero cabelludo y pliegues.

Lanugo: pelo fino que puede estar presente sobre los hombros y dorso. En el prematuro puede ser más abundante.

Mancha mongólica: manchas de color azul pizarra, con frecuencia grande, se ubican en dorso, nalgas o muslos, son benignas y no tienen significado patológico. La denominación de "mongólica" que se ha popularizado es poco afortunada.

Hemangiomas planos: son comunes sobre el occipucio, párpados, frente y cuello.

Eritema tóxico: erupción máculo papular con base eritematosa que puede confluir, con algunas vesículas pequeñas en su centro de color amarillo que contienen eosinófilos. Su distribución es variable, pero preferentemente se ubica en tronco y extremidades, aparece en los 3 primeros días y desaparece cerca de la semana. No tiene significado patológico.

Petequias y equimosis: pueden observarse petequias en cabeza y cuello asociadas a circular de cordón. Si son generalizadas y se presentan con equimosis, debe sospecharse trombocitopenia u otras alteraciones de la coagulación.

Forma y tamaño de la cabeza: es grande con relación al resto del cuerpo, habitualmente presenta una deformación plástica con grados variables de cabalgamiento óseo debido a su adaptación al canal de parto, excepto en aquellos nacidos por cesárea.

Fontanelas: la fontanela anterior varía en tamaño entre 1 y 4 cm. de diámetro mayor; es blanda, pulsátil y levemente depresible cuando el niño está tranquilo. La posterior es pequeña de forma triangular, habitualmente menos de 1 cm. Un tamaño mayor puede asociarse a un retraso en la osificación, hipotiroidismo o hipertensión intracraneana.

Suturas: deben estar afrontadas, puede existir cierto grado de cabalgamiento. Debe probarse su movilidad para descartar craneosinostosis. Ocasionalmente la sutura longitudinal puede tener algunos mm de separación. La sutura escamosa nunca debe presentar separación. Si la hay, debe descartarse hidrocefalia congénita.

Caput succedaneum o bolsa serosanguínea: corresponde a edema del cuero cabelludo por la presión del trabajo de parto. Se extiende sobre las líneas de sutura y puede ser extenso. Debe diferenciarse de los cefalohematomas.

Cefalohematomas

Estos son de dos tipos: el subperióstico que consiste en acumulación de sangre bajo el periostio. Se caracteriza por estar a tensión y no sobrepasar las suturas. Es un fenómeno que puede ocurrir en un parto normal. No requiere tratamiento ni tiene consecuencias para el recién nacido. El cefalohematoma subaponeurótico es generalmente resultado de un parto difícil con instrumentación. Es de consistencia mas blando y sobrepasa ampliamente los límites de las suturas. Puede contener gran cantidad de sangre, lo que resulta en anemia y potencial hiperbilirrubinemia. En ocasiones se acompaña de fracturas del cráneo.

Ojos: con frecuencia están cerrados y los párpados edematosos, pero los abre si se le mueve hacia la luz y sombra en forma alternada. También cuando el niño esta tranquilo succionando abre los ojos. No se debe tratar de abrirle los ojos a un recién nacido que está llorando. El iris es habitualmente de color grisáceo. Es frecuente la presencia de hemorragias subconjuntivales, esclerales que no requieren tratamiento. La pupila debe responder a la luz. Opacidades de la córnea y el cristalino son anormales y pueden diagnosticarse con la búsqueda del rojo pupilar.

Nariz: el RN es preferentemente respirador nasal y puede presentar dificultad respiratoria por atresia de coanas. Debe confirmarse su permeabilidad pasando una sonda nasogástrica si se sospecha. Es frecuente observa pequeños puntos amarillos en el dorso de la nariz que se denominan *milium sebáceo*. Corresponde a glándulas sebáceas. Es un fenómeno normal.

Boca: los labios son rojos, las encías muestran el relieve dentario pero no tienen dientes, aunque en ocasiones pueden tener pequeños quistes como también dientes supernumerarios, que deben ser removidos si están sueltos. En el paladar se deben buscar fisuras. Es frecuente observar las llamadas Perlas de Ebstein en la línea media y que son pequeñas pápulas blanquecinas de 1 mm de diámetro. No tienen significado patológico.

Oídos: ver la forma e implantación del pabellón auricular. Sus alteraciones se han asociado a malformaciones especialmente del tracto urinario. Los tímpanos son difíciles de visualizar y tienen apariencia opaca.

Cuello: es corto y simétrico. Debe explorarse movilidad y la presencia de aumentos de volumen: bocio, quiste tirogloso y hematoma del esternocleido mastoideo. Ocasionalmente puede presentarse asimetría con desviación hacia un lado, que se debe con mayor frecuencia a una postura fetal persistente con la cabeza ladeada (asincletismo).

Tórax: observar su forma y simetría. La frecuencia respiratoria es periódica de alrededor de 30 a 60 por minuto.

Clavículas: se palpan de superficie lisa y uniforme. Descartar fractura especialmente en los niños GEG. Esta se detecta por dolor a la palpación, aumento de volumen o discontinuidad en el hueso y a veces un clic al movilizar la clavícula.

Nódulo mamario: es palpable en los niños maduros, tanto en hombres como mujeres, su tamaño está determinado por la edad gestacional y por una adecuada nutrición.

Pulmones: la respiración del RN es en gran parte abdominal, frecuentemente irregular (periódica). Los pulmones se expanden en forma simétrica y tiene un adecuado murmullo vesicular. Pueden auscultarse ruidos húmedos en las primeras horas post parto. Un murmullo vesicular asimétrico o disminuido deben hacer sospechar patología.

Corazón: frecuencias cardíacas bajo 90 y sobre 195 / minuto deben estudiarse. El apex está lateral a la línea medio clavicular en el 3° o 4° espacio intercostal izquierdo. Con frecuencia pueden auscultarse soplos sistólicos eyectivos que son transitorios. Todo soplo que se acompaña de otra sintomatología o que persiste más de 24 horas debe ser estudiado.

Forma del abdomen: debe ser ligeramente excavado en las primeras horas para luego distenderse en la medida que el intestino se llena de aire. Un abdomen muy deprimido asociado a dificultad respiratoria sugiere hernia diafragmática. Los órganos abdominales son fácilmente palpables. Deben buscarse masas y visceromegalia. El hígado con frecuencia se palpa a 2 cm bajo el reborde costal. El bazo no siempre se palpa. La palpación de su polo inferior no tiene significado patológico. Los riñones se palpan cuando el niño esta tranquilo y relajado. Hay varias técnicas para su palpación que se aprenden en forma práctica. El polo inferior no debe descenderá bajo el nivel de una línea trazada a nivel del ombligo. Si se encuentra un abdomen distendido puede corresponder a una obstrucción intestinal o a un íleo paralítico en un niño con peritonitis o sepsis.

Ombligo y cordón umbilical: el cordón umbilical debe tener 3 vasos: 2 arterias y una vena, una arteria umbilical única se puede asociar con síndromes malformativos (síndrome de Vater, Trisomía 18, Sirenomielia, Zellweger). El cordón comienza a secarse horas después del parto, se suelta de la piel que lo rodea cerca de los 4 - 5 días y cae entre el 7° y 10° día. En algunos casos la piel se prolonga por la base del cordón umbilical (ombligo cutáneo.) Las hernias umbilicales son comunes y habitualmente no tienen significado patológico, aunque se pueden asociar a síndromes (Beckwith), trisomías, hipotiroidismo, etc.

Ano y Recto: examinar la ubicación y permeabilidad del ano, especialmente si no se ha eliminado meconio en 48 horas.

Genitales

Masculinos: en el RN de término el escroto es pendular, con arrugas que cubren el saco, pigmentado. Los testículos deben estar descendidos. El tamaño del pene es muy variable, el prepucio está adherido al glande y el meato urinario es pequeño. En el prematuro el escroto está menos pigmentado y los testículos con frecuencia no están descendidos.

Femeninos: hacia el término de la gestación, los labios mayores cubren completamente a los menores y al clítoris. El himen debe verse y puede ser protruyente. Durante los primeros días después del nacimiento, puede observarse una secreción blanquecina mucosa que en ocasiones contiene sangre. Ocasionalmente los labios menores pueden estar fusionados cubriendo la vagina.

Caderas: deben abducir en forma simétrica; sospechar luxación congénita de cadera si hay limitación a la abducción o si se siente un resalte cuando el fémur es dirigido hacia atrás y luego abducido (Signo de Ortolani).

Extremidades: los brazos y piernas deben ser simétricos en anatomía y función. Alteraciones mayores incluyen: ausencia de huesos, pie Bot, polidactilia, sindactilia, deformaciones que pueden sugerir síndromes malformativos. En ocasiones pueden palparse fracturas.

Examen Neurológico

Actitud general y tono muscular. Debe evaluarse la simetría de movimientos, postura y tono muscular. Una asimetría puede indicar lesiones neurológicas. Los niños prematuros son hipotónicos respecto a los niños de término. La respuesta normal del recién nacido al ser manipulado es habitualmente el llanto.

Reflejos arcaicos

➢ Reflejo de Moro: se desencadena en respuesta a un estimulo brusco o a una deflexión brusca de la cabeza, tiene varias fases: primero el RN abduce los brazos para luego aducirlos en actitud de abrazo acompañado de flexión del cuerpo y luego llanto.

> Prehensión palmar y plantar: al aplicar presión en palmas y la planta del pie el RN flexiona sus dedos empuñando la mano o fleccinando los dedos del pie.

> Búsqueda: el RN vuelve su cabeza hacia al lado que se le aplica un estímulo en mejilla o peribucal, buscando el pezón de la madre.

> Succión: movimiento rítmico y coordinado de lengua y boca al colocar un objeto (chupete - dedo) dentro de ella.

> Marcha automática: al sostener al RN desde el tronco e inclinando levemente hacia adelante, da unos pasos en forma automática.

Examen al Alta

Al alta de la madre de la maternidad (alrededor de 48 a 72 horas.) se debe volver a efectuar un examen completo del recién nacido. Especial cuidado se debe poner en los siguientes aspectos que pueden haber variado:

- Presencia de ictericia. Evaluar intensidad. Cuidar de dar orientación a la madre.
- Otras alteraciones de la piel. Piodermia, erupciones.
- Examen cardíaco, presencia de soplos, cianosis, pulsos. Hay que tener presenta que algunas cardiopatías estructurales no dan soplo en el primer día de vida. La más frecuente es la comunicación intraventricular.
- Evaluación del peso y lactancia. Reflujo alimentario, dificultades en la lactancia, deposiciones.
- Cordón umbilical. Signos de infección.
- Abdomen, caderas. Verificar concordancia con primer examen.
- Presencia de fenómenos parafisiolópgicos.

Seguimiento del recién nacido

Después del examen de alta se debe enfatizar en la importancia del seguimiento. Dar una clara orientación a la madre en caso de anormalidades o potenciales problemas. Tranquilizarla respecto a la normalidad del proceso de adaptación y conocimiento de ella con su hijo.

Termorregulación

Una de las primeras observaciones realizadas por quienes primero se ocuparon de los problemas del recién nacido, fue la facilidad que este tenía para enfriarse. El hecho era especialmente llamativo en los niños prematuros y de bajo peso. El Dr. Budin a comienzos del siglo XX observó que los prematuros de menos de 1500g que se enfriaban tenían una mortalidad significativamente alta. Posteriormente el Dr. W Silverman en estudios controlados dejó establecida la importancia del ambiente térmico en la sobrevida de los recién nacidos. De estas primeras observaciones surgió el uso de la incubadora destinada a proporcionar al prematuro un ambiente térmico adecuado que lo aislara de las variaciones de la temperatura ambiental. Estas medidas relativamente simples significaron probablemente la más importante mejoría en la supervivencia de niños prematuros en la historia de la neonatología.

¿Porque el recién nacido tiene facilidad para enfriarse?
Los seres vivos denominados homeotermos tienen la capacidad de mantener una temperatura corporal estable por medio de mecanismos que regulan las pérdidas y la producción de calor. En esto consiste la termorregulación. La estabilidad de la temperatura corporal es expresión de un equilibrio entre la producción de calor y la perdida de calor. Si el recién nacido, y especialmente el prematuro, tiene mayor facilidad para enfriarse que en etapas posteriores de la vida, esto tiene que explicarse ya sea porque tiene mayores perdidas de calor o menor capacidad de aumentar la producción de calor en ambientes fríos o una combinación de ambas cosas.

Las pérdidas de calor en el recién nacido.
Este tiene mayores pérdidas de calor que en etapas posteriores de la vida y se debe a los siguientes factores:
- **Alta relación de superficie/volumen**. Esta relación depende del tamaño del recién nacido y de su forma. Mientras más pequeño el recién nacido mas alta es esta relación y mayor es la superficie expuesta al ambiente externo por la cual se pierde calor. El prematuro además tiene una forma más plana, lo que también influye en que esta relación sea alta.
- **Menor aislamiento cutáneo**. La piel y el tejido subcutáneo son también más escasos en el recién nacido, lo que es mas notorio a mayor prematurez y bajo peso. Los niños de muy bajo peso (menos de 1500g) tienen además una piel muy delgada que facilita las perdidas por evaporación.
- **Control vasomotor**. La forma como el organismo se aísla del frío externo es por medio de la vasoconstricción cutánea. Este mecanismo esta bien desarrollado en los RNT a los pocos días de vida. En el caso de los prematuros el control vasomotor no es tan efectivo. Es más inmaduro a mayor prematurez.
- **Postura corporal**. La postura es un mecanismo de defensa frente al frío. Es la tendencia a "acurrucarse" que tienen todos

los mamíferos de manera de disminuir la exposición de superficie corporal al medio ambiente. El RNT no puede cambiar su posición en flexión de las 4 extremidades. El prematuro de menos de 34 semanas de gestación, tiene una posición con todos sus miembros extendidos y posteriormente presenta una postura con sus extremidades inferiores en flexión. De tal manera que este es también una factor que limita sus defensa frente a ambientes fríos.

La producción de calor en el recién nacido

Hay una producción de calor que es el resultado del metabolismo basal, la actividad y la llamada acción térmica de los alimentos. Esta es la llamada "termogénesis no termorreguladora". Cuando las pérdidas de calor superan esta forma de producción de calor el organismo responde con mecanismos que disminuyen las perdidas (postura y vasoconstricción) y con una forma de producción de calor que es una respuesta específica a los ambientes fríos. Esta es la "termogénesis termorreguladora". El recién nacido tiene una forma especial y muy eficiente de termogénesis termorreguladora que es realizada por el metabolismo de la llamada "grasa parda". Este es un tejido graso especial muy vascular izado y con rica inervación simpática tiene una alta capacidad para producir calor a través de reacciones químicas exotérmicas. La grasa parda se encuentra distribuida principalmente en la región interescapular, alrededor de los vasos y músculos del cuello, en la axila, en el mediastino entre el esófago y la tráquea y alrededor de los riñones. La capacidad termogénica del recién nacido, es baja en las primeras horas de vida. La respuesta metabólica al frío mejora en el curso de las horas y días llegando en el recién nacido de término a cifras semejantes a las del adulto. En el prematuro la respuesta termogénica es menor.

La termogénesis termorreguladora está influida por diversos factores. Debe existir una función tiroídea normal. En el hipotiroidismo congénito hay dificultad para regular la temperatura. La asfixia, los bloqueadores beta adrenérgicos, el diazepam y algunos anestésicos, disminuyen la respuesta metabólica al frío.

En conclusión la labilidad térmica del recién nacido se debe principalmente a que este tiene mayores pérdidas de calor y en menor grado a las limitaciones en la producción de calor especialmente en las primeras horas de vida. Todos estos factores aumentan en el prematuro proporcionalmente al grado de su bajo peso y prematurez.

Así como el recién nacido tiene facilidad para enfriarse en ambientes fríos, también tiene mayor facilidad para absorber calor en ambientes cálidos. El principal mecanismo de defensa en estos casos es la sudoración. Esta función está limitada en el recién nacido a término y más en el prematuro por inmadurez de las glándulas sudoríparas. De tal manera que estos tienen también dificultad para mantener su temperatura en ambientes cálidos y por ende mayor riesgo de que suba su temperatura corporal en estas situaciones.

El manejo del ambiente térmico del recién nacido

El buen manejo del ambiente térmico es un aspecto fundamental en el cuidado del recién nacido, especialmente del prematuro. Para comprender las medidas que se deben tomar debemos recordar las cuatro formas a través de las que se pierde el calor:

Los mecanismos de transmisión y pérdida de calor

- ✓ **La conducción** es la perdida de calor a través de dos cuerpos en contacto con diferente temperatura. En el recién nacido es la pérdida de calor hacia las superficies que están en contacto directo con su piel: ropa, colchón, sábanas, etc.
- ✓ **La radiación** se da entre cuerpos a distancia por ondas del espectro electromagnético (ejemplo típico: el sol, radiadores, vidrios, etc.) El recién nacido perderá calor hacia cualquier objeto más frío que lo rodee: paredes de la incubadora, ventanas. Ganará calor de objetos calientes a los que esté expuesto: rayos solares, radiadores de calefacción, fototerapia etc. La pérdida de calor es inversamente proporcional al cuadrado de la distancia.
- ✓ **La convección**, es propia de los fluidos (ejemplo: el aire, el flujo sanguíneo, etc.), El recién nacido pierde calor hacia el aire que lo rodea o que respira. Por estos tres mecanismos también se puede ganar calor.
- ✓ **La evaporación**. Es la pérdida de calor por el gasto energético del paso del agua a vapor de agua. Un gramo de agua evaporada consume 0.58 calorías.

El ambiente térmico neutral

"Es el rango de temperatura ambiental en el cual el gasto metabólico se mantiene en el mínimo, y la regulación de la temperatura se efectúa por mecanismos físicos no evaporativos, manteniéndose la temperatura corporal profunda en rangos normales" (definición de la Comisión Internacional de Sociedades Fisiológicas). Este concepto surgió del cuidado de niños prematuros en los cuales se constató que su sobrevida y crecimiento eran significativamente mejores si estos eran cuidados en un ambiente térmico neutral. El RNT normal no requiere de un ambiente térmico neutral y está preparado para mantener su temperatura y desarrollarse adecuadamente en condiciones de temperatura ambiental que están por debajo de este rango. Sin embargo en las primeras horas de vida requiere tener una temperatura ambiental de alrededor de 27 a 28 C° por las razones ya expuestas. Posteriormente este logra mantener una t° estable en ambientes con una temperatura ambiental de alrededor de 24 a 25°. En el caso del RNT enfermo, este debe ser cuidado en un ambiente térmico neutral.

En el manejo del ambiente térmico hay que considerar siempre los siguientes factores:

Por parte del recién nacido:
-   Edad gestacional.
-   Peso.
-   Edad postnatal.
-   Vestimenta.
-   Si está enfermo.

El ambiente térmico adecuado y en especial el ATN varían con todos estos factores. Debe tenerse en cuenta la importancia de la vestimenta adecuada, la cual crea una capa aislante frente a las variaciones de la temperatura ambiental

Por parte del ambiente:
-   La temperatura del ambiente.
-   La temperatura de las superficies radiantes cercanas: sol, calefactores, paredes, ventanas etc... En las ventanas es importante que tengan doble vidrio para evitar que se enfríen y aumenten las perdidas por radiación.
-   La presencia de corrientes de aire y la humedad ambiental.

Habitualmente se toma solo la temperatura ambiental. Pero es importante tener presente que también influyen los otros factores recién mencionados, especialmente la temperatura de las superficies radiantes que se encuentran cerca del RN.

Para el RNT normal, basta en las primeras horas de vida una temperatura ambiental de alrededor de 27 a 28° y luego en puerperio una temperatura de alrededor de 24°. En épocas muy calurosas es frecuente que los RNT tengan alzas de temperaturas por efectos del calor ambiental. Sin embargo, debe siempre tenerse enguanta la influencia de las superficies radiantes y las corrientes de aire que pueden alterar el ambiente térmico aun cuando la temperatura ambiental (del aire) sea aparentemente adecuada.

En el caso del prematuro, hay tablas de referencia que dan la temperatura a la que se debe colocar inicialmente la incubadora para que al aproximarse al ATN considerando el peso, la edad gestacional y la edad postnatal.

La forma práctica de evaluar si el niño se encuentra en un ambiente térmico neutral es tomando su temperatura axilar y verificando que esta se encuentra entre 36.5 y 37°C. La temperatura rectal no es un buen indicador del ATN. La temperatura asolar es la primera que desciende frente a un ambiente frío debido a la vasoconstricción de la piel. Cuando la temperatura rectal desciende, significa que los mecanismos de defensa frente al frío han sido sobrepasados y se produce un descenso de la temperatura corporal con los efectos negativos ella conlleva.

Las primeras horas de vida

Como ya lo hemos mencionado, es en las primeras horas de vida donde hay mayor riesgo de enfriamiento para el recién nacido. Contribuye a esto que los niños nacen desnudos y mojados. La sala de partos tiene generalmente una temperatura muy por bajo de lo que es un ATN. Durante la vida intrauterina, el feto vive en un ambiente de estabilidad térmica. Este tiene una temperatura 0.5 Celsius más alta que la de la madre. El calor producido por el metabolismo basal es disipado por el torrente circulatorio en la placenta. El sistema termorregulador no es requerido en la etapa intrauterina, ya que el feto no está sometido a mayores variaciones de temperatura. La primera experiencia de frío para el ser humano es al nacimiento y su sistema termorregulador comienza por primera vez a funcionar, lo que probablemente explique la falta de una respuesta adecuada en la producción de calor en las primeras horas.

Si en el momento del nacimiento no se toman medidas especiales, el recién nacido se enfriará. Las mayores pérdidas se producen por radiación y evaporación. Para evitarlas se deben tomar con todo niños las siguientes medidas:
-   Secarlo y cubrirlo con sabanillas tibias.
-   Cambiar rápidamente la sabanilla mojada.

- Si el niño ha nacido en buenas condiciones, puede ser colocado con su madre en contacto piel a piel y bien cubierto, lo que le dará un ambiente térmico adecuado en la mayoría de las veces. Idealmente debe permanecer junta a su madre en una pieza con una temperatura de alrededor de 26 a 28° con un control regular de su temperatura axilar verificando de que esta se estabilice entre 36.5 y 37°.
- En el caso de un niño que nace con problema o que es prematuro, es de regla atenderlo bajo un calefactor radiante, con lo cual el niño no se enfriará y podrá ser evaluado y tratado sin necesidad que esté totalmente cubierto.

Efectos del ambiente térmico en el Recién Nacido

El enfriamiento: El caso extremo es cuando el ambiente térmico ha superado la capacidad de termorregulación del RN y baja su temperatura corporal (temperatura rectal). Clínicamente esto puede producir en el RNT: quejido y dificultad respiratoria, apnea, disminución de la actividad, dificultad para alimentase, hipoglicemia y acidosis, apnea.

En el prematuro, los signos son más sutiles, pero sus efectos más graves pudiendo ocasionar apnea e hipoglicemia que si no son detectadas pueden poner en peligro su vida. Además el enfriamiento se ha asociado con la incidencia de enterocolitis necrotizante y con un aumento de la presión en la arteria pulmonar.

Hipertermia

Este es un evento más raro pero que puede suceder tanto en el RNT como en el prematuro. En el RNT hay polipnea y aumento de la evaporación. En el prematuro apnea y se ha asociado se ha asociado a hemorragia intracraneana. Son eventos que no deberían ocurrir dada los sistemas de control que tienen las incubadoras y calefactores radiantes, los cuales presuponen siempre una buena enfermería.

Ambiente Térmico neutral

Este es muy importante en el cuidado de los prematuros y del RNT enfermo. Se ha comprobado que se asocia con una menor mortalidad y mejor incremento de peso en los prematuros. Mejora la evolución de cualquier recién nacido enfermo.

Pauta para evaluar la temperatura de un RN

Medir la temperatura axilar: ésta debe encontrarse entre 36.5 y 36.8°C. Se controla regularmente en todos los recién nacidos. Más frecuente en las primeras horas de vida.

Si la temperatura está más baja de 36.5°C, se debe evaluar porque esto ha ocurrido considerando primero que la temperatura ambiental es adecuada.

Luego se debe revisar en la historia si hay antecedentes que puedan alterar la termorregulación como el antecedente de asfixia o la ingestión materna de derivados del diazepam o drogas anestésicas.

Siempre que baja la temperatura axilar del rango normal se debe medir la temperatura rectal. Si esta está bajo 37° significa que se superaron los mecanismos de termorregulación, el niño se enfrió y está más propenso a presentar hipoglicemia y acidosis.

Según el resultado de esta evaluación, se tomarán las medidas que correspondan: corrección de la temperatura ambiental, abrigar al niño, efectuar evaluaciones según clínica: glicemia, gases en sangre, pesquisa de infección. La inestabilidad térmica en el RN sin causa aparente es un signo precoz de infección y de enterocolitis necrotizante.

Caso en que la temperatura axilar está sobre 37°C

Se debe evaluar las condiciones ambientales: temperatura, grado de abrigo etc. Se debe medir la temperatura rectal. Cuando la gradiente axilo/rectal disminuye de 0.5° y especialmente si son iguales o se invierte, es un signo importante de que el alza térmica se debe probablemente a un ambiente demasiado cálido. Es la situación mas frecuente en verano en los RNT que se encuentran en puerperio con sus madres. En caso contrario se deberá evaluar las condiciones clínicas generales del niño y de acuerdo a esto descartar en primer lugar, una infección. En todos los casos de alteración de la temperatura debe efectuarse un seguimiento del RN controlando su temperatura axilar cada media a una hora hasta que ésta se estabilice y evaluando las condiciones clínicas de éste.

Educación de los padres y seguimiento precoz del recién nacido

A todos los padres se les debe enseñar como evaluar la progresión de la ictericia y de acudir a control si estas llegan a las piernas y planta de los pies. En algunos de los pocos casos comunicados de

Kernicterus en RNT sin hemólisis alimentados al pecho exclusivo se trató de RN que fueron dados de alta sin ictericia clínica importante y que llegaron a cifras muy altas: sobre 30 y 40 mg/dl. varios días posteriores al nacimiento. En el estudio realizado por nosotros, detectamos que un 50% de los niños que sobrepasaron 20 mg/dl en el curso de los primeros 10 días de vida, en el momento del alta, no tenían ictericia clínica como para indicar un control de bilirrubinemia, o si lo tuvieron, el nivel de bilirrubina estaba bajo las cifras con que se habría indicado fototerapia con el criterio más tradicional.

De ahí que *el seguimiento precoz del recién nacido es indispensable en todos los niños*. Todo recién nacido debe ser evaluado entre los 7 y 10 días de vida por personal de salud. Este control debe ser mas precoz si la madre se va de alta antes de la 48 hrs.. Aquellos niños que se van de alta con niveles de bilirrubina cercanos a la indicación de fototerapia deben ser controlados a las 24 o 48 horas después del alta.

Baja de Peso

Hay una clara asociación entre hipoalimentación con descenso de más del 10% del peso de nacimiento o dificultad para recuperarlo e hiperbilirrubinemia importante. Un porcentaje importante de los recién nacidos que reingresan con cifras cercanas a los 20mg/dl han tenido dificultades en la recuperación del peso de nacimiento o presentan un descenso persistente bajo el 10% o más. Es por lo tanto, un factor importante a considerar y a advertir a la madre.

Fototerapia

La fototerapia consiste en el uso de luz con un espectro semejante al de la bilirrubina que descompone a esta en productos no tóxicos. La mejor luz es la azul en cuanto a efectividad, pero tiene el inconveniente de que altera el color de la piel del niño. La mayoría de los aparatos de fototerapia usan luz blanca. La eficacia de la fototerapia depende de la intensidad de la luz y de la cercanía de esta al niño. Hay que tratar de colocarla lo más cerca que se pueda sin que pueda poner en peligro la temperatura del niño. Se recomienda que la distancia sea de 15 a 20 cm. Para esto se requiere equipos seguros que protejan al niño de un sobrecalentamiento.Se deben cubrir los ojos para proteger la retina y estar atento a que no se produzca conjuntivitis. El niño debe girarse cada 4 a 6 hrs. de manera de ir actuando sobre toda la superficie corporal.

La fototerapia provoca con frecuencia alteración de las deposiciones que se hacen más líquidas y verdosas y erupción cutánea, las que no requieren tratamiento.

Cuando se está en cifras cercanas a indicación de exanguíneo transfusión se debe usar fototerapia intensiva. Esto se puede lograr de varias maneras:

- Colocando equipos laterales de manera que cubran mas superficie corporal.
- Poniendo en la cuna elementos que reflejen la luz.
- Usando una mantilla fibróptica que permite envolver al niño y proveerle luz alrededor de todo el cuerpo.

Asfixia perinatal. Concepto e incidencia

Asfixia significa etimológicamente falta de respiración o falta de aire. Clínicamente es un síndrome caracterizado por la suspensión o grave disminución del intercambio gaseoso a nivel de la placenta o de los pulmones, que resulta en hipoxemia, hipercapnia e hipoxia tisular con acidosis metabólica. La asfixia va a menudo acompañada de isquemia, la cual agrava a su vez la hipoxia tisular, y de acumulación de productos del catabolismo celular. Hablamos de asfixia perinatal porque ésta puede ocurrir antes del nacimiento, durante el embarazo, el trabajo de parto y el parto, como también después del nacimiento.

La asfixia afecta todos los órganos y sistemas en diverso grado según su intensidad y duración. Es en el Sistema Nervioso Central donde se produce la injuria más relevante por sus consecuencias en cuanto a mortalidad y secuelas. El daño causado por la asfixia dependerá en último término de la medida en que se altera la entrega de oxígeno a los tejidos, la cual depende de:

- La cantidad de oxigeno de la sangre arterial, que está determinada por la concentración de hemoglobina, tipo de hemoglobina y la presión arterial de oxígeno (PaO_2)
- De una circulación adecuada

La incidencia de la asfixia varía según los diferentes centros y la definición diagnóstica que se le da. Se puede estimar en alrededor de 0,2 a 0,4% de los recién nacidos.

Etiología

La gran mayoría de las causas de hipoxia perinatal son de origen intrauterino. Aproximadamente el 5% ocurre antes del inicio del trabajo de parto, 85% durante el parto y expulsivo y el 10% restante durante el período neonatal. La asfixia intrauterina se expresa clínicamente al nacer como una depresión cardiorrespiratoria, que si no es tratada oportunamente agravará esta patología. Otras causas que pueden presentarse como una depresión cardiorrespiratoria, son: las malformaciones congénitas, la prematurez, las enfermedades neuromusculares y las drogas depresoras del SNC administradas a la madre durante el parto.

Las causas obstétricas que más frecuentemente se asocian a la asfixia perinatal son las siguientes:

Factores preparto	Factores intraparto
Hipertensión con toxemia gravídica	Distocia de presentación
Anemia o iso-inmunización	Actividad fetal disminuida
Hemorragia aguda	Frecuencia cardíaca fetal anormal
Infección materna	Meconio en líquido amniótico
Diabetes	Hipertonía uterina
Rotura Prematura de membranas	Prolapso de cordón
Gestación post-término	Circulares irreductibles

Fisiopatología

La asfixia produce alteraciones principalmente en la fisiología respiratoria y circulatoria. Éstas son semejantes en el feto y el recién nacido. Como consecuencia de ellas disminuye el aporte de oxigeno a los tejidos y se altera el metabolismo y funcionamiento celular. El feto y recién nacido tienen una mejor capacidad adaptativa a situaciones de hipoxia, gracias a su menor utilización energética tisular y al mayor contenido de glicógeno del músculo cardíaco; esto les permite mantener la función cardíaca por períodos mas prolongados que el adulto.

La hipoxia produce la siguiente sucesión de eventos:
- ✓ Período inicial de respiraciones profundas (boqueo)
- ✓ Cese de los movimientos respiratorios: Apnea primaria, hay cianosis pero el tono muscular está conservado. En este

momento la respiración puede reiniciarse en la mayoría de los casos con estímulos táctiles y administración de oxígeno.

Si la asfixia continúa se produce:
- Período de respiraciones profundas y jadeantes
- Apnea secundaria que se manifiesta como cianosis y palidez, hipotensión y ausencia de tono y reflejos. En este periodo en RN responde a estímulos y puede fallecer si no se inicia oportunamente ventilación asistida con oxigeno.
- Hay disminución y redistribución del débito cardíaco privilegiándose el flujo hacia cerebro, corazón, suprarrenales y placenta (feto), en detrimento del flujo hacia los pulmones, riñones, intestino y músculo esquelético ("Diving reflex".) La resistencia vascular pulmonar y la presión de la arteria pulmonar aumentan manteniendo en el recién nacido un patrón de circulación fetal que dificulta mas la oxigenación del niño con ventilación asistida.

Cuadro clínico y diagnóstico

La asfixia fetal produce compromiso multisistémico, por lo tanto, la sintomatología depende del grado en que ha sido afectado cada órgano. En algunos casos sólo hay manifestaciones en un solo órgano. Los más afectados son el riñón, el Sistema Nervioso Central, el cardiovascular y el pulmón.

Sistema Nervioso Central

Es el órgano más vulnerable por su pobre capacidad de regeneración y las eventuales secuelas que pueden quedar. Las manifestaciones clínicas más características se han englobado bajo el término de Encefalopatía hipóxica isquémica. La determinación del grado de encefalopatía permite una orientación terapéutica y pronóstica de la asfixia.

En el RN prematuro estas manifestaciones no son tan claras por lo tanto esta clasificación no es aplicable, en este grupo de RN se compromete globalmente el tono muscular y las funciones de tronco cerebral.

Las encefalopatías grado I, son de buen pronóstico, el grado II esta asociado con un 20 - 30% de secuelas neurológicas a largo plazo y el compromiso más grave, grado III, tiene un 50% de mortalidad en el período neonatal y de los que sobreviven, sobre el 95% de ellos quedan con secuelas graves.

Sistema cardiovascular

A nivel cardíaco la asfixia causa isquemia miocárdica transitoria. Se presentan signos de insuficiencia cardíaca con polipnea, cianosis, taquicardia, ritmo de galope y hepatomegalia en diverso grado. Es más frecuente que la insuficiencia sea del ventrículo derecho, en que puede haber compromiso del músculo papilar con regurgitación tricuspídea que se manifiesta en un soplo auscultable en el borde izquierdo del esternón. Hay aumento, de 5 a 10 veces, de la isoenzima cardíaca de la creatininfosfoquinasa. El diagnóstico precoz y tratamiento de esta complicación determina la sobrevida inmediata del recién nacido asfixiado.

Sistema Respiratorio

El cuadro más frecuente es el Síndrome de Aspiración de meconio asociado con frecuencia a diverso grado de Hipertensión Pulmonar Persistente

Riñón y vías urinarias

La disminución de la perfusión renal, secundaria a la redistribución del débito cardíaco y la hipoxemia explican el compromiso renal que se observa en un gran porcentaje de los RN asfixiados. Las lesiones que se observan son de necrosis tubular y depósito de mioglobina, derivado de la destrucción tisular. Puede presentarse un síndrome de secreción inapropiadade hormona antidiurética. Clínicamente se detecta oliguria, retención nitrogenada e hipertensión. La atonía de las vías urinarias puede llevar a una parálisis vesical. La Asfixia es probablemente la causa más frecuente de Insuficiencia renal aguda en el período neonatal.

Sistema Digestivo

Disminución del tránsito intestinal, úlceras de stress y necrosis intestinal han sido descritos en RN asfixiados, sin embargo esta relación no es constante. La isquemia intestinal es uno de los factores predisponentes a la enterocolitis necrosante.

Sistema hematológico e Hígado

Leucopenia, leucocitosis con desviación a izquierda y trombocitopenia pueden observarse como consecuencia de hipoxia y stress medular. En las asfixias graves el daño del endotelio capilar produce consumo de productosde coagulación lo que es agravado por la menor producción hepática; esto lleva a coagulación intravascular diseminada. Es frecuente la elevación de transaminasas (SGOT,

SGPT), gamma glutamil transpeptidasa y amonia sanguínea. La protrombina puede estar disminuida.

Prevención y tratamiento
La prevención incluye todas las medidas de un buen cuidado prenatal y de atención del parto. Los antecedentes perinatales permiten identificar a la mayor parte de los niños que nacerán con asfixia y depresión cardiorrespiratoria, de manera de estar preparado para una buena reanimación y a un eventual traslado del niño a una Unidad de Cuidados Intensivos.

En el manejo que sigue a la reanimación es útil clasificar las asfixias, en tres categorías, según el grado de compromiso clínico:
Leve en las siguientes condiciones:
- Sufrimiento fetal agudo.
- Apgar < de 3 al minuto y > 7 a los 5 minutos.
- pH de arteria umbilical > 7.11
- Ausencia de síntomas.

La conducta en estos casos es control de signos vitales por 4-6 hrs y si se mantiene asintomático se envía con su madre.

Moderada A las condiciones anteriores se agrega:
- Apgar entre 3 y 5 a los 5 minutos y/o pH de arteria umbilical < 7.11 (en ausencia de síntomas). En estos casos los niños deben observarse por al menos 12 a 24 horas. Si hay compromiso del sensorio se debe hospitalizar. Deben postergarse la alimentación hasta que se estabilice la parte cardiovascular, se restablezca el reflejo de succión y se ausculten ruidos intestinales.

Grave: se considera grave cuando el Apgar a los 5 minutos es < 3, el pH < 7.0 y/o aparecen manifestaciones clínicas de asfixia (aspiración de meconio encefalopatía hipóxica isquémica, etc.) Estos niños requieren siempre ser tratados oportunamente en una Unidad de Cuidados Intensivos ya que requieren control permanente de signos vitales y tratamientos específicos de acuerdo a los órganos afectados. Algunos de ellos presenta convulsiones precozmente y requieren que precozmente se le administre una dosis inicial de fenobarbital de 20mg/kg ev lento.

Exámenes complementarios
➢ Ecografía cerebral, la primera, dentro de las 72 hrs de vida y luego semanal hasta la 3 semana.

- ➢ TAC. a las 72 h y 3° semana de vida.
- ➢ Electroencefalograma (EEG)
- ➢ Examen neurológico precoz y en el momento del alta.
- ➢ Isoenzimas cerebrales y cardíacas.
- ➢ Pruebas de coagulación, electrolitos, calcemia, nitrógeno ureico, gases arteriales
- ➢ Hemograma.

Tratamiento General
- ➢ Mantener la función cardiorrespiratoria en rangos normales mediante O2 y/o Ventilación Mecánica.
- ➢ Mantener la presión arterial mediante drogas vaso activas para favorecer la perfusión cerebral.
- ➢ Corregir la acidosis metabólica e hipoglucemia.
- ➢ Corregir la hipovolemia y/o anemia.
- ➢ Uso de anticonvulsivantes.
- ➢ Especifico (son terapias experimentales)
- ➢ Hipotermia general y selectiva del cráneo
- ➢ Removedores de radicales libres (Allopurinol)
- ➢ Bloqueadores del calcio.
- ➢ Antagonistas de aminoácidos excitatorios (glutamina)

Pronóstico
El pronóstico de la Asfixia Perinatal es difícil de precisar. Sólo el seguimiento a largo plazo permite asegurar normalidad psicomotora.

Reanimación del recién nacido
La reanimación o resucitación cardiopulmonar al nacer es una emergencia mayor en Pediatría. No hay otro período de la vida en que la probabilidad de requerir reanimación sea mayor: Alrededor de un 5 a 10% de los recién nacidos requiere algún grado de reanimación y de 1 a 10% de los nacimientos intrahospitalarios requieren de alguna forma de ventilación asistida. El tratamiento del niño deprimido, que no respira, puede ser fundamental para su sobrevida y calidad de vida. Debe ser realizado con el más alto nivel de competencia, lo que incluye personal cualificado, equipamiento y medicamentos. Estas condiciones deben existir en todos los partos.

La principal causa de depresión cardiorrespiratoria al nacer es la hipoxia perinatal. Esto puede ser anticipado en la mayoría de los casos por los antecedentes perinatales.
Otras causas son:
- La prematurez.

- Las malformaciones congénitas.
- Las medicinas administradas a la madre.
- Las enfermedades neuromusculares.

En cualquiera de estos casos si no se interviene oportunamente, se producirá asfixia con todos los efectos deletéreos en los distintos órganos y sistemas.

Preparación para la reanimación

Lugar físico: este debe quedar contiguo a la sala de parto. Debe contar con red de oxígeno, aire y aspiración, tomas de electricidad, temperatura de alrededor de 28º, buena iluminación y un tamaño adecuado. Si está dentro de la sala de parto debe considerarse un área de alrededor de 3 a 4 m2. Si es una pieza separada requiere de alrededor de 7 a 10 m2 por cada cuna de reanimación. Debe además contar con lavamanos, lugar de almacenamiento de material y equipos, mesa para escritura y superficies para acomodar equipamiento.

Equipamiento: calefactor radiante, reloj de pared y equipos para realizar examen físico y para ejecutar la resucitación: estetoscopio, respiradores manuales con mascarillas para RNT y prematuros, laringoscopio y tubos. Equipo de cateterismo con catéteres umbilicales N° 3,5 y 5Fr. y tubos de drenaje pleural. Es deseable tener monitores de frecuencia cardíaca, respiración y presión.

Medicamentos: deben estar disponibles: adrenalina, bicarbonato, solución fisiológica, naloxona. En un lugar visible debe haber una tabla con la concentración en que vienen los medicamentos y las dosis a administrar.

Personal: en todo parto debe existir una persona designada con capacidad para realizar la reanimación. En partos en que se anticipa una reanimación por los antecedentes perinatales, debe considerarse personal especialmente entrenado con clara asignación de roles y responsabilidades.

Objetivos de la reanimación
El objetivo primario de la reanimación es el que universalmente se denomina el ABC.
A. Establecer una vía aérea permeable.
B. Iniciar una respiración eficiente (del ingles Breathing)

C. Mantener una circulación adecuada.

La reanimación, debe lograr estos objetivos en forma oportuna ordenada y eficiente.

A estos objetivos centrales deben agregarse los siguientes:

Minimizar las pérdidas de calor. Esto se obtiene secando al niño y colocándolo bajo un calefactor radiante que permite acceder al recién nacido desnudo sin que se enfríe, minimizando las pérdidas de calor que son fundamentalmente por evaporación y radiación.

Evitar las infecciones. Esto se refiere tanto al niño como al personal que lo atiende. Para estos efectos todo el material utilizado debe estar estéril o limpio, según de qué se trate.

El personal debe tomar las precauciones universales de riesgo de exposición a sangre o fluidos corporales. Estos deben ser tratados como potencialmente infecciosos. Por esto el personal que realiza la reanimación debe utilizar guantes, no efectuar respiración boca a boca y no utilizar ésta como fuente de succión de las secreciones a través de una pipeta de Lee u otro dispositivo de aspiración.

Desarrollo de la reanimación

La reanimación es un procedimiento que sólo se adquiere a través de la práctica. Es fundamental para el éxito de la reanimación seguir una pauta clara que implica un proceso continuo de ***EVALUACION-DECISION-ACCION,*** en el que debe estar entrenado todo el personal que participa en ella.

Pasos iniciales de la Reanimación

➢ Al emerger la cabeza del canal del parto no es necesario aspirar al niño cuando el líquido amniótico es claro. En el caso del líquido con meconio la aspiración es perentoria.
➢ Recepción del RN en sábanas tibias.
➢ Colocar bajo calefactor radiante
➢ Secar y cambiar sábanas mojadas
➢ Posicionar con cuello ligeramente extendido
➢ Aspirar boca y nariz

El secado y la aspiración de secreciones sirven de estímulo al inicio de la respiración. Estos pasos iniciales son semejantes a los que se hacen con un RNT normal que llora y respira vigorosamente. Estos niños pueden ser colocados junto a su madre en contacto piel a piel cubiertos con sabanillas tibias, sin necesidad de ser colocado bajo un calefactor radiante.

Clasificación de los problemas respiratorios del recién nacido:
> Problemas respiratorios relacionados con la asfixia perinatal.
> Problemas respiratorios condicionados por la prematurez y la reabsorción del liquido pulmonar.
> Problemas respiratorios condicionados por trastornos de la circulación pulmonar.
> Infecciones respiratorias del recién nacido: neumonía
> Problemas respiratorios crónicos: displasia broncopulmonar

Los problemas respiratorios relacionados con la asfixia perinatal son:
> La depresión cardiorrespiratoria del recién nacido al nacer (ya tratado anteriormente)
> La asfixia perinatal y síndrome de dificultad respiratoria por aspiración de meconio.

Prevención y Tratamiento.

La prevención considera dos aspectos:
✓ El buen control del embarazo y parto, que incluye todos los métodos para detectar y tratar oportunamente la asfixia perinatal. Se debe evitar el embarazo prolongado. Éstas medidas han demostrado disminuir la incidencia de aspiración de meconio. La buena integración perinatal es clave para el buen manejo de este problema. El servicio de Obstetricia debe avisar oportunamente al de Neonatología para que se implemente con anticipación la atención oportuna y especializada que requieren estos niños al nacer. En especial alguien con entrenamiento en reanimación con intubación endotraqueal.
✓ La buena atención del recién nacido al nacer. La aspiración oportuna del meconio al nacer debe efectuarse de acuerdo a las pautas establecidas. Ésta, en muchos casos previene o atenúa la dificultad e insuficiencia respiratoria por aspiración de meconio.

Los recién nacidos con este problema deben ser derivados a una Unidad de Cuidados Intensivos. El ideal es que nazcan en un Centro perinatal que cuente con estas facilidades. En caso contrario deben ser trasladados precozmente antes de que se descompense la insuficiencia respiratoria o se produzcan complicaciones. Mientras se espera el traslado, el niño debe quedar en un ambiente térmico neutral con régimen 0 y oxigenoterapia y soporte ventilatorio según la gravedad que presenta. El tratamiento oportuno de la hipoxemia y la acidosis son importantes para evitar el agravamiento de una posible hipertensión pulmonar.

Síntomas de parto prematuro
- Rotura prematura de membranas.
- Incompetencia cervical.
- Bajo peso preconcepcional, insuficiente aumento de peso en el embarazo.
- Embarazo múltiple.

Hay un porcentaje importante de partos prematuros en los que no es posible identificar factores de riesgo previo. En aquellas embarazadas en que se ha identificado el riesgo de parto prematuro se debe evaluar mejor el riesgo estudiando: la dilatación y largo del cuello uterino; el screening de productos del corion y decidua (fibronectina, prolactina y leucotrienes) y la búsqueda de infección vaginal por (vaginosis) por Gardnerella vaginalis. Con estos métodos se puede determinar con más precisión el riesgo de parto prematuro y tomar conductas oportunas para su prevención.

En los países en desarrollo, uno de los factores más determinantes del bajo peso de nacimiento y del peso inadecuado para la edad gestacional, es el bajo peso preconcepcional de la madre y un aumento de peso insuficiente durante el embarazo.

En el caso de los niños pequeños para la edad gestacional, su peso insuficiente se puede deber también a diversas enfermedades maternas y del embarazo que llevan a una insuficiencia placentaria con desnutrición del feto, como es el caso de la hipertensión gravídica y otras. En los casos más graves, hay que considerar como causa las enfermedades genéticas, infecciones congénitas y malformaciones, las cuales pueden ser estudiadas durante el embarazo.

Morbilidad del prematuro y recien nacido de bajo peso de nacimiento
La característica que define la patología del prematuro es la inmadurez de sus diferentes sistemas, los cuales no están preparados para responder a las exigencias de la vida extrauterina. De acuerdo a esto, a menor edad gestacional más graves y frecuentes son los problemas de adaptación y más complejo su tratamiento.

Prácticamente no hay ningún órgano o sistema que no requiera de una adecuación a las nuevas condiciones que demanda la vida extrauterina y que en el caso del prematuro puede estar afectado y requiere de cuidado. Los problemas más críticos se dan en el sistema respiratorio y cardiocirculatorio, los cuales, ponen rápidamente en peligro la vida del niño.

Problemas frecuentes y de gravedad variable, se relacionan con:
- La regulación de su temperatura.
- La nutrición y alimentación.
- Las infecciones.
- La hemorragia intracraneana.
- La hiperbilirrubinemia.

Nutrición

La nutrición del prematuro presenta desafíos tanto desde el punto de vista de tener requerimientos más altos de algunos nutrientes comparado con el niño a término, como por las limitaciones que tiene para alimentarse por la inmadurez anatómico funcional de su tubo digestivo. El lograr una nutrición adecuada tiene impacto en el desarrollo de todos los órganos y sistemas del prematuro y por ende en facilitar la resolución de sus principales problemas de adaptación.

El momento de iniciar la alimentación enteral en el prematuro, ha sido motivo de controversia. Como norma general, se requiere que antes de iniciarla se haya logrado la estabilización de funciones básicas como son el estado respiratorio, cardiocirculatorio y la termorregulación.

En los niños de menos de 1.500 gr., esta estabilización es más demorosa y lo habitual es que se requiera dejarlos en régimen 0 por 24 a 72 horas. No es posible establecer normas rígidas en este aspecto. Se requiere balancear las ventajas que tiene la alimentación precoz con los problemas que ella puede producir. El aporte enteral, especialmente si es leche humana fresca de la propia madre, aunque sea en pequeñas cantidades, estimula la maduración intestinal, disminuye la ictericia colestásica que se asocia a la alimentación parenteral y aporta factores de inmunidad. En esta decisión hay que considerar las facilidades de enfermería, la experiencia de cada Unidad y las posibilidades de administrar alimentación parenteral completa.

El alimento de elección para el prematuro es la leche fresca de la propia madre. Esta tiene una composición más rica en proteínas y sodio que la leche madura, y es así más concordante con las necesidades nutricionales del prematuro. Sus ventajas inmunológicas son imposibles de reproducir con una fórmula artificial. En el caso de los niños de menos de 1.500 g. se requiere adicionar algunos nutrientes que están contenidos en forma insuficiente en la leche humana: calcio; fósforo; vitaminas A, C y D; proteínas y algunos oligoelementos. Esto se ha visto facilitado por la existencia de productos comerciales denominados suplementos de la leche humana, que cumplen con aportar los nutrientes arriba mencionados. La mayoría de los niños de menos de 34 semanas y de peso inferior a 1.800 g. tienen una función de succión y deglución inmaduras y requieren ser alimentados por sonda nasogástrica.

Como criterio general, mientras más prematuro un niño se debe ser más cuidadoso en el inicio de la alimentación y en su técnica. Comenzando con volúmenes pequeños fraccionados en 1 a 3 horas según el caso, y evitando aumentos bruscos en el volumen administrado. Esto último se ha asociado a enterocolitis necrotizante.

Infecciones
La alta incidencia de infecciones en los prematuros es un hecho descrito desde los comienzos de la Neonatología. Estas evolucionan con rapidez hacia una generalización con carácter de septicemia. Esto se debe principalmente a una inmadurez en su inmunidad celular. El prematuro puede tener infecciones parasitarias, virales y bacterianas. Las virales y parasitarias son adquiridas en su gran mayoría dentro del útero. Las bacterianas son las más frecuentes.

Otras Causas de Morbimortalidad
Los prematuros presentan con frecuencia alteraciones de la homeostasis del calcio y de la glucemia, especialmente en los primeros días de vida. La glucemia y la calcemia deben ser controladas durante este período, especialmente en los prematuros de muy bajo peso que pueden tener hipoglucemia e hipocalcemia sintomáticas.

También son frecuentes las alteraciones de la coagulación y la anemia. Estas patologías deben ser consideradas para su oportuna pesquisa y eventual prevención. Los prematuros requieren suplemento de hierro cuando cumplen 2 meses de edad postnatal o cuando duplican el peso. Se les administra 2 a 4mg/Kg./día de hierro elemental.

La enterocolitis necrotizante (ECN) es otra complicación temible que afecta especialmente a los prematuros. Tiene una alta mortalidad y morbilidad. Su fisiopatología es multifactorial. Está condicionada fundamentalmente por la inmadurez anatómica-funcional e inmunológica del intestino sobre el cual actúan factores predisponentes como son: la hipoxia, la hipoperfusión del intestino, la alimentación muy precoz con volúmenes altos y la invasión de la mucosa intestinal por diferentes gérmenes.

En su prevención hay que considerar todos los factores antes mencionados y usar leche materna, teniendo precaución de no alimentar en forma muy precoz y con aumento brusco de volúmenes. Hay que estar alerta a sus primeros síntomas, que son poco específicos: alteraciones de la termorregulación, apnea, hipotonía, baja reactividad. Más específicos y típicos es la triada de residuo gástrico bilioso, distensión abdominal y deposiciones con sangre. La confirmación del diagnóstico se hace con la radiografía de abdomen donde se observan imágenes típicas de gas intraluminal: neumatosis intestinal aire en la circulación portal.

Por último mencionaremos la fibroplasia retrolental, importante causa de ceguera en los niños. El sustrato fundamental para su génesis es la inmadurez de los vasos retinianos y la exposición a altas presiones parciales de oxígeno.

Seguimiento del Prematuro y Recién Nacido de bajo peso

Todos los prematuros con peso inferior a 1.500 g. o que han requerido de cuidado intensivo, deben entrar en un programa de seguimiento especial con controles regulares. Este tiene por objeto apoyar a los padres, evaluar su desarrollo y dar guías para estimularlo; requisar y tratar oportunamente problemas que resultan de su patología neonatal. Los problemas más frecuentes son: la displasia broncopulmonar; diversas alteraciones o retrasos en el desarrollo psicomotor; alteraciones sensoriales, especialmente auditivas y la fibroplasia retrolental. La intervención oportuna en cada uno de estos campos puede prevenir o paliar el desarrollo de mayores complicaciones.

Infecciones perinatales

Las infecciones del feto y el recién nacido son una causa importante de morbilidad, mortalidad y secuelas en el RN. Las características propias de la etapa fetal hacen que las infecciones que ocurren en este período tengan una patogenia especial y produzcan una infección con características clínicas únicas. Estas varían según el semestre del embarazo en que ocurren. En el período neonatal, las características propias de la inmunidad del RN le dan también una forma de presentación y evolución características.

Formas de transmision

Las infecciones pueden ser transmitidas de la madre al feto y al RN por los siguientes mecanismos:
- ✓ Intrauterina: esta puede ser por vía transplacentaria o por vía ascendente desde la vagina, hecho que ocurre especialmente cuando hay rotura prematura de membranas.
- ✓ Durante el parto y el período inmediato después del nacimiento. En el canal del parto pueden existir agentes infecciosos que infecten al RN.
- ✓ En el período inmediato después del nacimiento hay también determinadas infecciones presentes en la madre que pueden ser transmitidas al RN por el contacto de ella con él o a través de su leche.

Infecciones bacterianas

Las infecciones bacterianas del RN tienden a la diseminación, resultando en Sepsis y Meningitis, cuadros clínicos graves que requieren una oportuna sospecha, pesquisa y tratamiento precoz si se quiere evitar la alta morbilidad y mortalidad potencial que tienen.

Según su forma de adquisición, se denominan infecciones connatales a aquellas que son adquiridas por transmisión materna y que se presentan habitualmente precozmente en los primeros días de vida. Se denominan nosocomiales aquellas infecciones que son adquiridas por contagio intrahospitalario de gérmenes provenientes de otros niños o del personal de la Unidad de Recién Nacidos.

Infecciones Connatales

Son infecciones en general graves y es importante sospecharlas anticipadamente. Para esto hay que evaluar los siguientes factores predisponentes:
- Rotura prematura de membranas e infección materna periparto.
- Colonización vaginal con streptococcus tipo B.

- Trabajo de parto prematuro. Este puede ser la primera expresión de una infección, especialmente si se han descartado causas no infecciosas y si se trata de un prematuro de de menos de 1.500 g.

Otros factores incluyen:
- Infección urinaria de la madre.
- Parto prolongado.
- Instrumentación del parto.

El factor de riesgo neonatal más importante es el bajo peso de nacimiento. La frecuencia de sepsis en el prematuro de menos de 1500 g. es 8 a 10 veces mayor que en el RNT.

Los gérmenes que con más frecuencia dan Sepsis y Meningitis Connatal son el Streptococcus Grupo B, la Listeria monocitogenes y la Escherichia coli.

Diagnóstico y cuadro clínico

La buena anamnesis perinatal es la clave para identificar a los niños de riesgo. Según la evaluación de los antecedentes de riesgo de infección, se toman cultivos, hemograma y se inicia el tratamiento antibiótico inmediatamente (caso de niños de muy bajo peso) o se deja al RN en observación (caso de RNT asintomáticos) y se espera el resultado de los exámenes.

Los signos de infección son inespecíficos y con frecuencia sutiles:
- Inestabilidad térmica.
- Disminución del tono y de la actividad.
- Dificultad para alimentarse.
- Letargia.
- Distensión abdominal.

El compromiso del aparato respiratorio es muy frecuente y da signos de dificultad respiratoria. Otros signos sugerentes de infección son púrpura, petequias, palidez, hipotensión y convulsiones.

El diagnóstico se confirma con el hemocultivo y el cultivo de líquido cefalo-raquídeo. Estos no siempre salen positivos y en estos casos deben predominar los antecedentes perinatales y la signología clínica para el inicio y duración del tratamiento antibiótico.

Tratamiento

Estos niños requieren ser cuidados según su gravedad en una unidad especializada que cuente con cuidado intensivo e intermedio. El tratamiento comprende dos aspectos fundamentales:

Tratamiento específico con antibióticos

Cuando el germen no es conocido el esquema más utilizado es un aminoglicócido y una penicilina. La duración del tratamiento es de 7 a 10 días o hasta 5 a 7 días después de que han desaparecido los signos de infección.

Tratamiento general de sostén

Incluye el control permanente de signos vitales; ambiente térmico neutral; apoyo hemodinámico y respiratorio; corrección de anemia, acidosis y problemas de coagulación; apoyo nutricional; aislamiento para evitar contagio de otros niños.

Infecciones nosocomiales

Son muy frecuentes en las unidades de cuidado intensivo en que hay gran manipulación y uso de procedimientos y vías invasivas. El germen varía según cada unidad, pero el Stafilococcus es el más frecuente en la mayoría de los casos. Lo más importante es prevenirlas. Dentro de las normas para evitar el contagio de otros niños, la más importante y decisiva es el buen lavado de manos antes y después de examinar al niño y el uso de material estéril o limpio según el caso. La unidad debe tener un espacio suficiente con una apropiada distribución de los pacientes que permita mantener el aislamiento de los niños infectados.

Infecciones virales y parasitarias

Cuando la infección ocurre intrautero el resultado puede ser la muerte del feto, la presencia de distintos estigmas y malformaciones y a veces secuelas que se presentan en el desarrollo posterior del niño. Estas se denominan infecciones congénitas. Cuando ocurre en el parto o inmediatamente después se denominan perinatales. Muchos agentes infecciosos pueden producir ambas pero con distintas consecuencias.

Los siguientes signos deben llevar a sospechar e investigar la presencia de una infección viral o parasitaria congénita en un RN:
- ✓ Retardo del crecimiento intrauterino grave sin causa evidente.
- ✓ Hidrocefalia y microcefalia.
- ✓ Alteraciones oculares: catarata y corioretinitis.
- ✓ Calcificaciones cerebrales.
- ✓ Púrpura o petequias.
- ✓ Hepatoesplenomegalia.
- ✓ Alteraciones neurológicas.

Los antecedentes epidemiológicos y la anamnesis perinatal revisada de manera focalizada según la infección que se sospecha son claves para la orientación diagnóstica.

El desarrollo de la virología ha permitido identificar una gran cantidad de agentes capaces de producir infecciones en el feto y el RN. Aquí describiremos resumidamente aquello agentes virales y parasitarios más frecuentes y que producen cuadros de mayor gravedad.

Infección por Parvovirus

El Parvovirus es el agente que produce el eritema infeccioso. La seroprevalencia en adultos es de alrededor de un 50%.. En los casos en que la embarazada contrae la infección, la transmisión vertical al feto es de alrededor de un 30%. Esta puede resultar en infección asintomática o producir una enfermedad grave con anemia, insuficiencia cardíaca e hydrops y eventual muerte del feto. No hay tratamiento específico.

Infección por Herpes Simplex

El virus habitualmente es transmitido al recién nacido en el momento del parto por contagio con lesiones herpéticas en el cuello y vulva de la madre. En estos casos la transmisión al RN es de alrededor del 95%. La transmisión antenatal es muy rara.

El virus Herpes produce una enfermedad grave con una mortalidad mayor al 50%. Compromete el sistema nervioso central, piel, ojos y boca y en los casos más graves hay una infección diseminada con compromiso multiorgánico. Se dispone ahora de una efectiva terapia antiviral: el Aciclovir. En los casos en que la madre tiene herpes genital se debe optar por la operación cesárea.

Infección por virus Varicela Zoster

Alrededor de un 25% de los RN se infectan en las madres que desarrollan Varicela en el período alrededor del parto. La infección más grave ocurre cuando la madre desarrolla la enfermedad en los cuatro días previos al parto. Actualmente existe un tratamiento antiviral efectivo con inmunoglobulina y Aciclovir. Las medidas de aislamiento y el tratamiento deben ser consultados en sus distintas alternativas con un especialista.

Toxoplasmosis

La infección por Toxoplasma gondii es frecuente en la población general. El toxoplasma se contagia fundamentalmente por la ingestión de carne cruda y del contacto con gatos, que son antecedentes epidemiológicos importantes de investigar en la madre cuando se sospecha de esta infección.

La forma clínica de presentación en el recién nacido varía según el período del embarazo en que fue adquirida. En los casos más precoces se encuentran hidrocefalia, microcefalia, coreoretinitis, calcificaciones cerebrales y convulsiones. Un 50 a 80% de los niños infectados son asintomáticos al nacer, pero tienen un alto riesgo de desarrollar compromiso de retina y neurológico a largo plazo. El diagnóstico se realiza por el cuadro clínico y se confirma con la identificación del toxoplasma en la placenta y en la sangre del niño.

Sífilis Congénita

La infección por Treponema Pallidum en el embarazo puede resultar en un aborto espontáneo, mortinato o infección del feto con manifestaciones precoces durante el periodo neonatal o tardías durante la infancia. La incidencia de la Sífilis varía según las situaciones geográficas, siendo más alta en los centros urbanos. La promiscuidad sexual es un factor de riesgo importante.

La Sífilis Congénita debería desaparecer con el control precoz y adecuado del embarazo. La serología (VDRL) permite identificar a las madres infectadas y su oportuno tratamiento. El diagnóstico en el RN se sospecha por la historia materna y conductas de alto riesgo. El antecedente más importante es la serología de la madre, sin embargo en la mayoría de los casos de sífilis congénita el control prenatal ha sido inadecuado. En estos casos debe efectuarse un VDRL en el recién nacido.

En el RN hay una variedad de manifestaciones clínicas que van desde niños asintomáticos a una infección diseminada con características de septicemia. El tratamiento de las embarazadas y del recién nacidos se efectúa con penicilina G.

Hay numerosos otros agentes infecciosos que pueden producir infecciones perinatales. El manejo de esto supone el trabajo integrado del obstetra, el neonatólogo y el infectólogo para implementar medidas efectivas de prevención, pesquisa, diagnóstico precoz y tratamiento apropiado.

TEMA 4

LA DENTICIÓN

Cronología de la dentición permanente
La cronología de la dentición permanente suele ser constante y es la siguiente:

Maxilar superior:
- Incisivo central: 7 – 8 años.
- Incisivo lateral: 8 – 9 años.
- Canino: 11 – 12 años.
- Primer premolar: 10 – 11 años.
- Segundo premolar: 11 – 12 años.
- Primer molar: 6 años.
- Segundo molar: 12 años.
- Molar del juicio: 17 – 20 años.

Maxilar inferior:
- Incisivo central: 6 – 7 años.
- Incisivo lateral: 7 – 8 años.
- Canino: 10 – 11 años.
- Primer premolar: 10 – 11 años.
- Segundo premolar: 11 – 12 años.
- Primer molar: 6 años.
- Segundo molar: 12 años
- Molar del juicio: 17 – 20 años

Trastornos del desarrollo dental
Pueden ser de varios tipos y pueden presentarse con afección local o tener manifestación general. Vamos a indicar algunos:

- ➤ **Adherencia dental:** los dos dientes que se desarrollan independientes se unen entre sí.
- ➤ **Dientes supernumerarios:** aparecen "nuevos dientes" entre las piezas normales y hay que extraerlos.
- ➤ **Disminución del número de los dientes:** suele estar unido a otros trastornos (poco peso, ausencia de glándulas sudoríparas)
- ➤ **Ausencia total de los dientes:** es de origen congénito y en estos casos la solución es colocar una prótesis total.
- ➤ **Trastornos del esmalte dental:** si la formación del esmalte viene interferida por algunos factores en la superficie dental,

aparecen manchas o líneas a lo ancho del diente, de color parduzco. El trastorno se debe a la falta de vitaminas A,C,D, fósforo, calcio. También puede ser motivado por causas hereditarias o relacionadas con infecciones y traumatismos.

➢ **Caries dental:** muy frecuente entre los niños ya que su causa reside en la acción sobre el esmalte del ácido que se forma por la destrucción de hidratos de carbono. El esmalte se descalcifica y da origen a las caries. En este proceso destructivo participan también varios tipos de bacterias. La caries se puede desarrollar en varias fases según afecte solamente al esmalte o también a la dentina. Si llega hasta la pulpa se produce el dolor. Cuanto antes se detecte la caries y se acuda al tratamiento, la posibilidad de salvar al diente es mayor.

➢ **Pigmentación dentaria:** el tratamiento con tetraciclina en la época en la que los dientes se calcifican, puede causar un color amarillo o parduzco. También las causas externas, como la presencia de ciertas bacterias puede dar un color verdoso o anaranjado al diente. La ingestión de algunos medicamentos (sales de hierro) muestra un efecto notable y causa el color negro del cuello dental.

¿Cómo cuidar los dientes?

Como profilaxis, es decir, prevención, de todas las enfermedades, es de fundamental importancia cuidar el estado general del cuerpo y su salud para evitar infecciones, traumatismos y tratamientos con efectos secundarios.

La futura madre debe tener en cuenta las necesidades que requieren los dientes del futuro bebé (sobre todo en lo referente a la nutrición) Para prevenir las caries, que hoy en día es una auténtica epidemia, deben seguirse estas instrucciones que vamos a dar, basadas en estudios científicos:

- Si el esmalte contiene un alto grado de flúor es más resistente a las caries.
- La dieta equilibrada, sobre todo con pocos azúcares, puede disminuir la sensibilidad hacia las caries (hay que evitar el exceso de consumo de chiclets, caramelos, dulces secos, etc)
- Hay que hacer un cepillado dental adecuado con el que se elimina por completo las bacterias que fomentan la caries. Para conseguir esto hay que cepillar los dientes después de cada comida durante tres minutos.

- El uso externo del flúor también fortalece el esmalte. Para ello es aconsejable aplicar soluciones fluoradas adecuadas sobre los dientes durante cuatro minutos.

Para terminar este tema diremos que, a parte de los trastornos expuestos, existen muchos otros que se pueden evitar conociendo los malos hábitos infantiles que pueden perjudicar la dentadura.

Por ejemplo: la alimentación con biberones, la succión del pulgar, morderse el labio inferior, pueden impedir que las arcadas dentarias estén armónicamente constituidas. Si el vicio desaparece pronto la deformidad se corrige por sí misma. Si no es así es necesaria la colocación de un aparato fijo que haga perder el hábito y lleve los dientes a su posición normal. Los traumatismos y fracturas pueden afectar a la pulpa, lo cual requiere un tratamiento quirúrgico complicado.

La introducción de objetos sucios en la boca puede conducir a las distintas infecciones de la mucosa bucal lo cual repercute en el desarrollo ymantenimiento de los dientes sanos.

TEMA 5

CARACTERISTICAS DEL CRECIMIENTO Y DESARROLLO FISICO

Introducción

El crecimiento y desarrollo de un individuo es un fenómeno continuo que se inicia en el momento de la concepción y culmina al final de la pubertad, período durante el cuál se alcanza la madurez en sus aspectos: físico, psicosocial y reproductivo. Esta transformación involucra cambios en el tamaño, organización espacial y diferenciación funcional de tejidos y órganos. El aumento en el tamaño y masa corporal es el resultado de la multiplicación e hiperplasia celular, proceso conocido como crecimiento. Los cambios en la organización y diferenciación funcional de tejidos, órganos y sistemas son el resultado del proceso de desarrollo o maduración.

Los procesos de crecimiento y desarrollo son fenómenos simultáneos e interdependientes. Ambos procesos tienen características comunes a todos los individuos de la misma especie, lo que los hace predecibles, sin embargo presentan amplias diferencias entre los sujetos, dadas por el carácter individual del patrón de crecimiento y desarrollo. Este patrón típico emerge de la interacción de factores genéticos y ambientales, que establecen, por una parte, el potencial del crecimiento y por otra, la magnitud en que este potencial se expresa. La información genética establece en forma muy precisa la secuencia y los tiempos en que estos procesos deben ocurrir, de modo que si alguna noxa actúa en estos períodos, impidiendo que un evento ocurra en los plazos establecidos, puede producir un trastorno definitivo del crecimiento y/o desarrollo. Estos períodos se los denomina períodos críticos. La misma noxa actuando en otro momento del desarrollo puede no producir alteración o ésta ser reversible. El déficit de hormonas tiroideas durante la vida intrauterina y los dos primeros años de vida postnatal deja un daño neurológico permanente; en cambio, en edades posteriores igual déficit puede producir alteraciones en el sistema nervioso que son reversibles a la sustitución de dichas hormonas. Esta situación ejemplifica por un lado la interdependencia que pueden tener los procesos de desarrollo (un trastorno tiroideo altera la maduración del SNC) y por otro lado, evidencia el período crítico de desarrollo del SNC.

El patrimonio hereditario le procura a cada individuo un patrón de crecimiento y desarrollo específico, el cual puede ser modificado por factores ambientales. Con relación a la talla, los efectos genéticos se ven claramente ejemplificados al observar el patrón de crecimiento de los diferentes grupos étnicos, encontrándose el ejemplo más extremo al comparar la diferencia marcada de talla que existe entre individuos de origen nórdico y los pigmeos de Nueva Guinea. Las diferencias familiares son tan evidentes como las diferencias que existen entre las razas. La influencia genética queda claramente establecida, al observar la similitud de talla que se da entre gemelos monocigotos, la cual tiene una correlación de 0,94; en cambio en los gemelos dicigóticos esta correlación baja a 0,5. Estudio de los coeficientes de correlación en familias, sugiere que los factores determinantes del crecimiento provienen de ambos progenitores y que cada uno de ellos tiene una influencia teórica de un 50% en la talla de los hijos. Estudios clínicos y de genética experimental, evidencian que la determinación de la talla es poligénica, participando genes ubicados tanto en los autosomas como en los cromosomas sexuales. La herencia no sólo influye en la talla final y proporciones corporales de un individuo, sino también en diversos procesos dinámicos madurativos, tales como secuencia de maduración ósea y dentaria, la velocidad de crecimiento, la edad de menarquia, etc.

La influencia ambiental está determinada por diversos factores del ambiente físico, psicosocial y sociocultural de los individuos, siendo particularmente importantes el nivel de educación e ingreso familiar, así como la composición y estabilidad de la familia entre otros. La interacción de todos ellos, crea las condiciones de riesgo para contraer enfermedad. Dentro de los factores ambientales, la nutrición y las enfermedades infectocontagiosas son particularmente importantes en las comunidades en desarrollo. Esto hace que la evaluación del crecimiento y desarrollo sea un buen indicador de las condiciones de salud del individuo o grupo poblacional evaluado. Un buen ejemplo de la influencia de los factores ambientales sobre el crecimiento, está representado por la menor estatura que alcanzan adultos provenientes de niveles socioeconómicos bajos, con relación a los de estratos con mejores ingresos, dentro de una misma población.

Papel de las hormonas en el crecimiento y desarrollo
Las hormonas son ejecutantes del programa genético y juegan un papel fundamental en el crecimiento y desarrollo físico,

especialmente a través de su acción sobre el tejido óseo y cartilaginoso. El papel de las distintas hormonas sobre el crecimiento es diferente según se trate de crecimiento pre- o postnatal. En el crecimiento prenatal influyen preponderantemente insulina, somatomedinas, lactógeno placentario y numerosos factores locales de crecimiento tisular. En cambio, el crecimiento postnatal es regulado principalmente por hormona de crecimiento, somatomedinas y hormonas tiroideas, interviniendo además la hormona paratiroidea y la vitamina D en el desarrollo esquelético. Los esteroides sexuales tienen especial importancia en el crecimiento puberal.

Hormona de crecimiento (hGH)

Aparentemente no es esencial en el crecimiento fetal. Los monos hipofisectomizados, al igual que los recién nacidos humanos con agenesia de hipófisis, tienen talla relativamente normal al nacer. En la etapa postnatal es la principal reguladora del crecimiento somático. Esta acción la ejerce indirectamente, a través de la inducción de la síntesis de otra hormona, la IGF-1, cuya acción principal es estimular la síntesis de DNA e inducir multiplicación celular. En el esqueleto, la hGH aumenta la matriz ósea e induce multiplicación de los condrocitos en el cartílago de crecimiento. Participa en el metabolismo lipídico y glucídico, estimulando la lipólisis e hiperglucemia respectivamente. Regula además el metabolismo cálcico y el balance hídrico y electrolítico. La hGH circula unida a una proteína transportadora específica (GH-BP), que tiene una secuencia aminoacídica similar a la porción extramembranosa del receptor de hGH en los tejidos, por lo que además de transportarla, regula su acción. La hGH puede suprimirse con glucosa después del mes de edad, y a pesar que su patrón de secreción de pulsos durante el sueño se inicia al tercer mes de vida postnatal, esta asociación se hace constante después de los 2 años de edad.

Factores de crecimiento insulino símiles (IGFs) o somatomedinas

Son péptidos sintetizados bajo la influencia de hGH, principalmente en el hígado, aunque también se producen en el músculo y riñón. Circulan unidos a una familia de 6 proteínas ligantes (IGFBPs). La proteína transportadora más importante del último trimestre del embarazo es la IGFBP-3, que se sintetiza también en el hígado bajo acción de la hGH. La producción de IGF-1 disminuye con la desnutrición, especialmente la de tipo proteica, con el exceso de glucocorticoides, y con una serie de enfermedades sistémicas, particularmente en la insuficiencia hepática.

Aún cuando la contribución de las IGFs en el crecimiento fetal no está absolutamente definida, la concentración de IGF-1 en el cordón se correlaciona con el peso de nacimiento. Los pacientes con síndrome de Laron, que es un defecto en la generación de IGF-1, tienen talla baja desde el nacimiento. Por otra parte la IGF-1 está disminuida en modelos experimentales que inducen retardo de crecimiento por disminución de nutrientes. Existen evidencias que sugieren que en el feto, la síntesis de IGF es independiente de hGH, no así de insulina, que sería su principal regulador. Antes de los 6 años los niveles de insulina son bajos pero suben marcadamente durante la pubertad, alcanzando valores similares a los del adulto. A diferencia de hGH, los niveles plasmáticos de IGF no varían durante el día.

Hormonas tiroideas

Las hormonas tiroideas son necesarias para la producción de todas las formas de RNA y su presencia estimula la producción de ribosomas y la síntesis proteica. También promueven la fosforilación oxidativa en las mitocondrias de la mayoría de las células. Estas hormonas son importantes para la maduración normal del cerebro, y su ausencia causa retardo en la diferenciación celular y disminución en el número de neuronas y células gliales. Aparentemente no influyen en el crecimiento estatural fetal, como lo demuestra el hecho de que pacientes atireóticos tengan talla de nacimiento normal. Sin embargo, son indispensables en el crecimiento y desarrollo postnatal, actuando en los cartílagos de crecimiento a través de su influencia en el metabolismo y síntesis de mucopolisacáridos y mediante la incorporación de calcio en el frente de osificación del cartílago. Además, estas hormonas influyen en la secreción de la hGH por la hipófisis y potencian el efecto de IGF-1 en el crecimiento esquelético. Por otra parte, en ausencia de GH las hormonas tiroideas pueden producir algún grado de maduración, pero no crecimiento óseo.

Hormona paratiroidea, Vitamina D y calcitonina.

La importancia de estas hormonas radica en el papel fundamental que tienen en la regulación del metabolismo y desarrollo óseo, fundamental para el crecimiento longitudinal del hueso, y por lo tanto de la estatura.

El crecimiento óseo depende, además, de condiciones locales de los tejidos y de los fluidos corporales que actúan como sustratos. Otros factores que pueden interferir en este sentido son las alteraciones en la formación de la matriz ósea, por anormalidades del metabolismo proteico.

Hormonas sexuales

Los estrógenos y la testosterona, juegan un papel fundamental en la etapa puberal, regulando el crecimiento longitudinal, el cambio de las proporciones corporales y la distribución grasa y desarrollo muscular características de esta edad. Son responsables además de la aparición de caracteres sexuales secundarios y del cierre de los cartílagos de crecimiento. Durante este período tienen una acción sinérgica con hGH, potenciando la acción de IGF-1 en el cartílago de crecimiento. Sin embargo, en concentraciones elevadas, disminuyen los niveles de IGF-1 e inducen un cierre epifisiario rápido, situación que se observa en pacientes con pubertad precoz.

Insulina

Si bien en el niño y en el adulto esta hormona regula fundamentalmente el metabolismo de la glucosa, en la vida fetal tiene una importante acción sobre el crecimiento, ya que de ella depende el crecimiento celular después de las 30 semanas de gestación. Los recién nacidos con agenesia o hipoplasia del páncreas, que presentan insulinopenia, son pequeños para edad gestacional, tanto en peso como en talla. Por el contrario, los niños con hiperinsulinismo (Síndrome de Wiedeman Beckwith, hijos de madre diabética) presentan macrosomía.

En cultivo de células se ha demostrado que la insulina estimula el crecimiento celular, promoviendo la síntesis de DNA y la mitosis celular, además de aumentar la producción de IGF-1.

Somatotrofina coriónica o lactógeno placentario (HPL)

Es secretada por la placenta materna, influyendo principalmente en su función nutritiva, de donde deriva su acción en el crecimiento fetal. Además, la placenta tendría un papel generador de factores de crecimiento.

En resumen, el papel de las hormonas es muy variable según la etapa del crecimiento. Los mecanismos hormonales en el crecimiento embrionario y fetal aún no están íntimamente dilucidados. En el feto, el crecimiento depende preponderantemente de la función útero-placentaria, siendo el papel de las hormonas fundamentalmente limitado a su capacidad de modular el aprovechamiento de los sustratos.

Características del crecimiento postnatal

El crecimiento prenatal sigue una curva exponencial, incrementando lentamente durante las primeras 20 semanas, para luego aumentar en forma sostenida hasta el final de la gestación. Al término de la gestación el niño alcanza aproximadamente el 5,7% del peso, el 30% de la talla y el 63% del perímetro cefálico de un adulto. El crecimiento y desarrollo físico postnatal presenta características que son comunes a todos los individuos, y que, analizadas en conjunto con el patrón genético familiar, nos permiten determinar si un crecimiento es normal. En este sentido, es importante considerar los cambios normales en la velocidad de crecimiento y de las proporciones corporales, el concepto de canal de crecimiento y de carga genética.

Velocidad de crecimiento

Es definida como el incremento de talla en un determinado período de tiempo y tiene variaciones significativas según edad, sexo y estaciones del año.

Según la edad se pueden distinguir tres períodos:
- Un período de crecimiento rápido, que comprende los cuatro primeros años de vida, caracterizado por una disminución progresiva de la velocidad desde 25 cm. el primer año a 12 cm. el segundo, 10 cm. el tercero y 8 cm. el cuarto año.
- Un período de crecimiento más lento y sostenido, desde los cuatro años hasta el inicio puberal, con una velocidad de crecimiento que varía entre 4,5 - 7,0 cm/año.
- Un nuevo período rápido durante el desarrollo puberal, en que la velocidad de crecimiento máxima puede llegar hasta 12 cm/año en el varón y 9 cm/año en la mujer.

Las diferencias relacionadas con el sexo, son evidentes en el momento de nacer: los varones tienen talla y peso mayores que las niñas. Sin embargo, esta diferencia disminuye después progresivamente y casi no se aprecia al año de edad. Las variaciones más notables en cuanto a sexo son las que ocurren durante la pubertad, y tienen relación tanto con el momento del inicio del incremento en talla como con su magnitud y duración.

Diferencias estacionales: el máximo crecimiento ocurre durante la primavera y el verano, alcanzando en estos períodos velocidades hasta 2,5 veces mayores que en otoño e invierno. Hay niños que pueden tener incrementos imperceptibles durante algunos meses del año, característica que debe considerarse al interpretar una velocidad de crecimiento.

La velocidad de crecimiento se estima calculando el incremento de la talla entre dos medidas sucesivas. Debido a que la velocidad de crecimiento es mayor durante los primeros cuatro años de vida, en este período se puede hacer el diagnóstico de frenación del crecimiento mediante la observación de algunos meses. En cambio, en edades posteriores debe evaluarse durante un periodo mínimo de seis meses a un año. La constatación de velocidad de crecimiento normal, hace poco probable una patología activa, incluso en pacientes con talla entre menos 2 a menos 3 desviaciones estándar.

Canal de crecimiento

La talla de nacimiento depende fundamentalmente de condiciones ambientales intrauterinas tales como función útero-placentaria y múltiples factores maternos y fetales. En cambio, el factor hereditario tendría un papel más preponderante en el crecimiento post-natal. Esto explicaría el hecho de que la talla pueda variar de su percentil inicial. Aproximadamente un 75% de los niños se mueve del percentil en que nació, ya sea acelerando o frenando el crecimiento hasta alcanzar el canal determinado por su carga genética. Una vez alcanzado este canal, existe una fuerte tendencia a que el individuo se mantenga dentro de sus límites. Si actúa una noxa, se produce una desviación del canal de crecimiento, pero una vez recuperado el individuo de la noxa, se observa un incremento compensatorio de la velocidad de crecimiento que lo devuelve al canal original. Si la injuria es intensa y prolongada, y particularmente si ocurre durante los períodos de crecimiento rápido, esta recuperación puede ser parcial o no ocurrir.

Cambios en los segmentos corporales

Los cambios de las proporciones corporales son la expresión de las distintas velocidades de crecimiento que presentan la cabeza, tronco y extremidades en las distintas etapas del crecimiento. El cerebro y la cavidad craneana alcanzan precozmente su tamaño definitivo, no así las extremidades, que logran su tamaño definitivo durante la pubertad. Esta preponderancia relativa del crecimiento cefálico, seguida posteriormente por la del tronco y de las extremidades, es lo que se ha llamado progresión céfalocaudal del crecimiento.

El recién nacido tiene el segmento superior (SS), formado por la cabeza y el tronco, más largo que su segmento inferior (SI), formado por las extremidades. La relación SS/SI en el recién nacido es 1,7;

esta proporción se aproxima a 1 alrededor de los diez años, estableciéndose al final de la pubertad la relación tipo adulto, de 0,95 a 1. En las tallas bajas secundarias a displasias óseas, raquitismo o hipotiroidismo de larga evolución se encuentra acortamiento de los segmentos inferiores. En cambio, en tallas altas debidas a hipogonadismo y en otros problemas específicos, tales como síndrome de Marfán u homocistinuria se observa un aumento del SI. En el menor de tres años los segmentos corporales de tres años se miden en posición supina, con los muslos flexionados sobre el tronco en 90 grados y con el plano de la escuadra haciendo contacto con las nalgas. El segmento inferior se calcula por sustracción del segmento superior a la talla. En el mayor de tres años, se evalúa midiendo la talla en posición sentado (distancia vértex-isquion) con los muslos perfectamente horizontales y el segmento inferior se calcula por sustracción. El segmento inferior también puede evaluarse, aunque con menor exactitud, midiendo la distancia desde el borde superior de la sínfisis pubiana al suelo.

Evaluación de la carga genética

Considerando que el factor hereditario es fundamental en cuanto a la determinación de la talla final, se han establecido algunas fórmulas que permiten correlacionar cuán adecuado es el canal de crecimiento de un niño con relación al promedio de talla de sus padres. Los padres deben ser medidos en presencia del examinador, ya que habitualmente sobreestiman sus tallas.

Si es niña: [(talla paterna - 13) + talla materna]: 2
Si es niño: [(talla materna + 13) + talla paterna]: 2

El resultado de estas fórmulas se lleva a la curva de talla/edad al nivel de los 18 años y se ve si el canal de crecimiento del niño corresponde al que se ha calculado con los datos de sus padres. Se acepta que puede haber una diferencia de ± 7.5 cm en los varones y ± 6 cm en las niñas, entre el resultado de la fórmula y el canal de crecimiento que lleva el niño. Esto es válido en la medida que los padres hayan sido sanos, y crecido en un ambiente adecuado durante su niñez, de tal manera que la carga genética de los padres haya podido expresarse apropiadamente.

Por otra parte, los niños pequeños con talla adecuada a su carga genética, con padres patológicamente pequeños (-2 DE), deben ser estudiados puesto que los padres pueden ser portadores de una patología que esté afectando también al hijo.

Progresión de edad ósea y dental

Ambos son índices de maduración biológica, especialmente la edad ósea.

La maduración ósea ocurre en tres etapas:

- Maduración prenatal: se observa osificación de los cartílagos diafisiarios, núcleos epifisiarios del fémur y tibia y de la cabeza del húmero y cuboides.
- Maduración postnatal: existe osificación de los huesos del carpo y tarso, epífisis de huesos largos y de la bóveda craneana.
- Maduración puberal: hay osificación de los cartílagos de crecimiento.

El conocimiento de esta secuencia ha permitido estandarizar la edad ósea mediante radiografías, desde antes del nacimiento hasta el final de la pubertad. La progresión de la maduración presenta diferencias sexuales: las niñas tienen una edad ósea más adelantada para la edad cronológica en comparación con los varones, influyendo también patrones genéticos, raciales y otros. El mayor valor de la determinación de la edad ósea es de tipo pronóstico; es un buen indicador del potencial de crecimiento. En casos de trastornos de crecimiento, el retardo en la maduración ósea no informa sobre su etiología, puesto que puede observarse en enfermedades sistémicas, trastornos endocrinos y retrasos constitucionales. Por otra parte, en los retrasos de talla de origen genético, la edad ósea habitualmente no se afecta en forma significativa.

La maduración dental se evalúa observando la erupción de los dientes transitorios y definitivos, o bien, a través de una radiografía de los gérmenes dentarios la cual se relaciona mejor con la edad ósea. La dentición se inicia generalmente a los seis meses de edad con una secuencia característica, pero que presenta gran variabilidad individual y familiar.

Evaluación del crecimiento y desarrollo

Los índices comúnmente utilizados para evaluar el crecimiento y desarrollo físico son: peso, talla y perímetro craneano. Estos índices son fáciles de estandarizar y tienen suficiente sensibilidad para detectar alteraciones del proceso. Se recomienda, cuando ello es posible, utilizar simultáneamente otros índices, tales como circunferencia torácica y braquial, grosor de pliegues cutáneos (tricipital, bicipital, subescapular, suprailíaco) y segmentos corporales. El perímetro braquial, junto con la medición de pliegues cutáneos nos permite una evaluación más precisa del estado nutricional y de la composición corporal. La medición de segmentos corporales debe realizarse siempre que se evalúe un paciente con talla baja.

Talla Baja

El retraso de crecimiento es un problema médico frecuente, que representa alrededor del 50% de las consultas endocrinológicas de niños y adolescentes. Sin embargo, sólo un pequeño porcentaje de éstos presenta una enfermedad, al ser evaluados en el contexto familiar o de su grupo étnico.

Definición

Se considera que un paciente tiene talla baja cuando su relación talla/edad está a dos desviaciones estándar (DE) o menos bajo el promedio poblacional esperado para su edad y sexo, o por debajo del percentil tres. El 80% de una población de niños cuya talla está entre -2 y -3 DE corresponde a una variante normal (talla baja familiar o constitucional). En cambio, la mayoría de los que están bajo 3 DE tienen una talla baja patológica. Este retraso de crecimiento grave, con talla 3 DE bajo el promedio, se denomina enanismo. Existe un retraso de crecimiento cuando la velocidad de crecimiento, medida durante un período mínimo de 6 meses de observación, está bajo el percentil 10 de las curvas de crecimiento de Tanner. Entre los 4-10 años debe considerarse anormal un crecimiento menor de 4,5 cm/año.

Talla baja de inicio post natal

Dentro de los retrasos de crecimiento postnatal con segmentos corporales proporcionados están las variantes normales, las enfermedades sistémicas no endocrinas y las alteraciones hormonales, siendo las dos primeras los cuadros más frecuentes.

Retraso de talla constitucional

Se aplica este término a niños que son pequeños porque tienen una maduración más lenta que lo normal. Se ve preferentemente en varones con talla de nacimiento normal, que desaceleran su velocidad de crecimiento después de los 6 meses, estabilizando su curva alrededor de los dos a tres años. Posteriormente crecen con velocidad normal, por un canal situado por debajo de -2 DE pero paralelo a la curva normal. La talla y edad ósea se atrasan proporcionalmente entre 2 y 4 años. El inicio puberal es más tardío que el de sus pares, logrando una talla final de acuerdo a su carga genética. Puede o no existir el antecedente de retardo del desarrollo puberal en los padres u otros familiares cercanos. Habitualmente no requieren tratamiento, puesto que el pronóstico de talla es normal, a menos que presenten conflictos emocionales importantes por su talla baja y que no respondan a la terapia psicológica. Cuando en un paciente coexisten talla baja constitucional y talla baja familiar, el pronóstico es más incierto y las predicciones de tallas pueden sobrestimar la talla final.

Retraso de talla familiar

Es probablemente la causa más común de talla baja. Estos niños son pequeños porque su carga genética así lo determina. Su talla de nacimiento es normal o baja y luego desaceleran su crecimiento en los primeros años de vida, para continuar posteriormente con velocidad normal baja, creciendo por un canal entre 2 DE y 3 DE por debajo de la mediana. La edad ósea es concordante con la edad cronológica y sobrepasa la edad de talla. Se define "edad talla" a la edad a la cual el promedio de los niños normales alcanzan la talla del sujeto en estudio. La pubertad se inicia a la edad habitual y la talla final es baja, pero concordante con la carga genética familiar.

Desnutrición

A nivel mundial, la desnutrición es, con mucho, la causa más común de retraso de crecimiento, pues dos tercios de la población mundial está subnutrida. La falta de nutrientes también puede ser provocada por restricción voluntaria (atletas, bailarinas de ballet), por cuadros psiquiátricos (anorexia nervosa) o por anorexia secundaria a enfermedades crónicas. La desnutrición también puede ser secundaria a pérdidas exageradas, como ocurre en los síndromes de mala absorción, o bien a un gasto metabólico muy alto no suficientemente cubierto con una alimentación habitual (cardiopatías, cuadros infecciosos crónicos). En el caso de desnutrición proteica grave (Kwashiorkor), la hGH se encuentra elevada y bajos los niveles de IGF-1, situación que se revierte con el aporte de nutrientes. En la desnutrición calórico-proteica se han encontrado niveles normales o bajos de hGH.

Asociado a la desnutrición calórico-proteica puede existir un déficit de micronutrientes, como vitaminas, zinc, fierro, entre otros. Con relación a la carencia de zinc, no sólo se ha descrito retraso del crecimiento pondoestatural, sino también retraso puberal. Este déficit debe sospecharse en pacientes con mala absorción, con acrodermatitis enteropática o en aquellos niños que tienen una ingesta pobre en carnes rojas y/o rica en fosfatos y fitatos que impiden su absorción.

TEMA 6

VALORACIÓN DEL CRECIMIENTO Y DESARROLLO

Somatometría
Para valorar el crecimiento se utilizan los siguientes datos:

Peso
Se utilizan básculas con la suficiente precisión. Las básculas electrónicas son aconsejables, sobre todo, en los lactantes; aunque son igualmente válidas las básculas mecánicas, que deben ser revisadas diariamente. Para los menores de 2 años se usa el pesa – bebé.

Longitud
Se utiliza para medir a niños menores de 2 años. Es necesaria la colaboración de dos personas. Se coloca al niño en decúbito supino, una persona sostiene con ambas manos la cabeza del niño en contacto con el soporte fijo del medidor, alineando en el mismo plano el borde inferior de las órbitas y el conducto auditivo externo. La otra persona ajusta el tope móvil del medidor a la planta de los pies del niño. En el niño pequeño y el recién nacido no es posible hacerlo con los dos pies ya que no se logra la extensión total de ambas rodillas. Será suficiente con conseguir la extensión completa de una pierna ejerciendo una presión con la mano sobre una rodilla.

Talla
Se utiliza un tallímetro que, preferiblemente, no forme parte de la báscula. El niño deberá estar en posición erecta con las rodillas extendidas y escápulas, glúteos y talones en el mismo plano vertical.
La cabeza se colocará de forma que la línea imaginaria que une el ángulo externo del ojo y el conducto auditivo externo sea paralela al suelo. Así colocado, se hace inspirar al niño traccionando ligeramente la cabeza contra el soporte móvil del tallímetro.

Desde la fecundación hasta el 4º mes de vida intrauterina, el crecimiento tiene una velocidad máxima que va disminuyendo paulatinamente hasta estabilizarse a los 4 años de vida; en la fase pre puberal (hacia los 8– 9 años de vida) tiene lugar una pequeña aceleración de crecimiento y por último el estirón puberal. Durante el primer año de vida los niños/as crecen unos 25 centímetros y durante el 2º año unos 12 centímetros, a partir de entonces se produce una desaceleración progresiva del crecimiento estabilizándose hacia los 4 años con un incremento de 6-8 centímetros al año hasta la pubertad.

Desde el nacimiento hasta los 2 ó 3 años las condiciones de nutrición intrauterina tienen una influencia decisiva en el desarrollo físico del niño, por lo que la talla del recién nacido se relaciona poco con la talla promedio de los padres. Es, a partir de los 12 - 18 meses cuando la curva de crecimiento del niño va ocupando progresivamente el "carril" que genéticamente le corresponde. A partir de los 3 – 4 años existe una clara correlación entre la talla que el niño/a alcanzará en la edad adulta y la talla de los padres, pudiendo estimar la "Talla Diana" de acuerdo con esta fórmula:

Varones: T diana = T padre + (T madre + 13) / 2
Mujeres: T diana = (T padre -13) + T madre / 2
(T=Talla)

Perímetro craneal
Se utiliza una cinta métrica inextensible, las cintas "de costurera" se van alargando con el tiempo y pueden inducir a errores. La cinta se ajusta sobre la eminencia frontal y la protuberancia occipital, lo que dará la circunferencia máxima. Se medirá hasta los 2 años salvo que exista patología o sospecha que requiera prolongar su medición.

Pubertad Normal
La pubertad es una etapa del desarrollo a través de la cual se alcanza la madurez sexual. En ella se producen una serie de cambios hormonales y físicos que hacen que el individuo adquiera la capacidad de reproducirse, pero también tienen lugar una serie de cambios conductuales y psicológicos no menos importantes. Los principales cambios psicosociales son dos, por un lado la transformación del razonamiento concreto típico de la infancia en un razonamiento abstracto característico del adulto, y por otro la modificación de las relaciones sociales interpersonales.

La edad de inicio de la pubertad varía extraordinariamente de unos individuos a otros. En las niñas la aparición de los caracteres sexuales secundarios ocurre entre los 8,5 y 13 años en el 95% de los casos y en los niños entre los 9 y los 15 años. El intervalo entre los distintos estadios del desarrollo también varía ampliamente, en algunos casos el desarrollo se ha completado en unos dos años y otras veces se prolonga hasta cerca de los cinco.

Hablaremos de Pubertad Precoz cuando los caracteres sexuales secundarios aparecen:
- Antes de los 8 años en las niñas.
- Antes de los 9 años en los varones.

Hablaremos de Pubertad Retrasada cuando los caracteres sexuales secundarios aparecen:
- Más de los 13 años en las niñas.
- Más de los 15 años en los varones.

Determinados factores pueden influir en la edad de inicio de la pubertad entre los que destacan la herencia e influencias ambientales, que actúan a través del sistema nervioso central como el grado de luminosidad, la altitud y las condiciones socioeconómicas.

Cambios hormonales durante el desarrollo puberal
Los cambios físicos asociados con la pubertad derivan de dos fenómenos distintos e independientes, aunque en circunstancias normales suele haber sincronía. Éstos son la gonadarquia y la adrenarquia.

El cambio hormonal más importante se denomina gonadarquia y consiste en la reactivación del eje hipotálamo– hipófiso– gonadal. Coincidiendo con él se produce la activación del eje del crecimiento.

La adrenarquia consiste en la maduración de la glándula suprarrenal caracterizada por un aumento de la producción de andrógenos y ocurre cuando la edad ósea es de unos 6 - 8 años.
La adrenarquia es la responsable de una pequeña aceleración del crecimiento estatural prepuberal, de una moderada aceleración de la maduración ósea y de la aparición de vello axilar y pubiano

Cambios Físicos
En el niño
- Cambios en el testículo: el agrandamiento testicular es el primer signo clínico externo de la pubertad masculina. Un volumen testicular de más de 4 cc indica el inicio de la pubertad.
- Cambio en los genitales externos: pene, escroto y vello pubiano.
- Puede haber un desarrollo mamario durante la pubertad en el varón denominado ginecomastia puberal fisiológica, consistente en un botón subareolar pequeño y sensible

unilateral o bilateral. Ocurre en un 60% de los varones púberes cuando el desarrollo puberal se encuentra en su estadio medio y, aunque es motivo frecuente de preocupación para el adolescente, suele desaparecer al cabo de unos meses.

➢ Producción de semen. La primera polución de esperma consciente (espermaquia) suele ocurrir hacia los 13 años cuando el volumen testicular es inferior a 10 ml, siendo por tanto, a diferencia de la menarquia, un fenómeno relativamente precoz en la pubertad masculina.

➢ El pelo axilar suele aparecer, generalmente, unos dos años después de la aparición del pelo pubiano.

En la niña

➢ El desarrollo de la mama o telarquia suele ser la primera manifestación de la pubertad. Las mamas comienzan a desarrollarse hacia los 10,5 - 11 años. Este desarrollo puede ser unilateral durante algunos meses y es normal que ocasione leves molestias.

➢ La aparición de vello púbico o pubarquia aparece posteriormente.

➢ La menarquia es un acontecimiento tardío en el desarrollo puberal, aparece alrededor de dos años después del inicio del desarrollo mamario. Cuando ocurre aún quedan por crecer de 5 a 8 cm. Durante los primeros 18 - 24 meses los ciclos menstruales serán de presentación irregular pues son anovulatorios

➢ Cambios en los genitales externos. La vulva cambia de aspecto, los labios mayores crecen y sobre su superficie se forman pequeños pliegues. La vagina crece en longitud y aparece leucorrea fisiológica. También se produce un ligero aumento de tamaño del clítoris.

➢ Cambios en el ovario. La ecografía es el método de elección para su estudio. En la niña prepúber los ovarios son multiquísticos, pero con microfolículos (siempre con un diámetro inferior a 5 mm). Al inicio de la pubertad se empiezan a visualizar folículos dominantes (al menos más de 6 folículos con un diámetro superior a 4 mm). Durante la pubertad el volumen del ovario pasa de 1 cc a 2 cc. El ovario adulto tiene un volumen entre 4 - 5 cc

➢ Cambios en el útero.
  • Prepuberal:
    - Longitud menor de 30 mm
    - Relación cuerpo/cuello 1/2

                                   - No línea endometrial

                          • Puberal::
                                   - Longitud mayor de 35 mm
                                   - Cuerpo/cuello: 2/1
                                   - Línea endometrial

➤ El pelo axilar suele aparecer hacia los 12,5 años.

Cambios Somáticos

Crecimiento lineal
Al llegar la pubertad, se produce un brote de crecimiento denominado estirón puberal, precedido por un enlentecimiento de la velocidad de crecimiento el año antes en el que solo se crecen unos 4 cm (depresión puberal). El momento de iniciarse el estirón puberal guarda más relación con la edad ósea y los signos de maduración sexual que con la edad cronológica.

En el varón el estirón aparece tardíamente, cuando el desarrollo testicular es mayor de 10 cc, mientras que en la niña se inicia casi al mismo tiempo del inicio del desarrollo mamario. La duración del estirón es de unos 2,5 a 3 años (con variaciones individuales) y supone una ganancia promedio de 25– 28 cm. La talla media final es de unos 12 cm más en el sexo masculino.

Maduración ósea
Al final de la pubertad se calcifican los cartílagos de crecimiento y se alcanza el 100% de la maduración ósea. En los varones, la pubertad se suele iniciar cuando la maduración ósea corresponde a unos 13 años y en las niñas a unos 11 años. La menarquia ocurre cuando la edad ósea es de unos 12,5– 13 años.

El peso
El aumento de peso durante la pubertad se debe al aumento de la talla y al aumento de tamaño de algunas vísceras (corazón, pulmón, hígado, etc.)Asimismo es importante el aumento de masa muscular en los varones y el aumento y distribución de la grasa característica en las niñas La obesidad esencial se asocia a una moderada aceleración de la talla y de la maduración ósea y en la niña también a un adelanto de la maduración puberal y por consiguiente de la menarquia.

TEMA 7

LA LACTANCIA MATERNA

Introducción

La leche humana es el alimento de elección durante los seis primeros meses de la vida para todos los niños, incluidos los prematuros y los niños enfermos salvo raras excepciones. La decisión última en relación con el modo de alimentar al niño la debe de tomar la madre.

Contraindicaciones absolutas de la lactancia materna.-

Las contraindicaciones absolutas de la lactancia materna son las siguientes:

> Galactosemia.
> TBC materna activa.
> Madre VIH positiva.
> Hepatitis B aguda o portadora de HBAg, sin profilaxis del recién nacido: una dosis de vacuna para la Hepatitis B en las primeras 12 horas del nacimiento y HBIg (0,5 ml) simultáneamente pero en un sitio diferente.
> Medicación materna contraindicada durante la lactancia.

Aunque casi todas las medicaciones incluyen en su prospecto contraindicaciones en relación con la madre lactante, la realidad es bien diferente y son muy pocas las situaciones en las que se contraindica la lactancia por medicaciones maternas. Contraindican la lactancia las siguientes drogas: metronidazol, quinolonas, dicumarínicos, clonidina, diazóxido, IMAO y derivados de sales de litio, anfetaminas, pentobarbital, secobarbital, ergotamina, mebendazol, metimazol, tiouracilo, carbimazol, yoduros, isótopos radioactivos, citostáticos y levo-dopa.

La importancia de la lactancia materna

La lactancia materna exclusiva es el alimento idóneo durante los 6 primeros meses de la vida y se debe continuar con ella hasta los doce meses de edad, al tiempo que se introduce la alimentación complementaria. Posteriormente se debe prolongar todo el tiempo que la madre y el niño deseen.

Los recién nacidos deben alimentarse al pecho lo antes posible, preferiblemente en la sala de partos ó en cualquier caso en la primera media hora de vida, siempre que se pueda.

Los recién nacidos deben alimentarse al pecho a demanda, no se debe esperar a que el niño llore, si está despierto, buscando o con un incremento de actividad, debe de ponerse al pecho El llanto suele ser un indicador tardío de hambre y en ocasiones, cuando el niño esta ya irritable, se dificulta el amamantamiento. Los recién nacidos deben mamar entre 8 y 12 veces al día.

La leche de la madre protege al niño/a de las más diversas enfermedades y se adapta a la capacidad digestiva del bebé.

Podemos decir que las ventajas de la lactancia natural son las siguientes:

- Sistema biológico cuantitativa y cualitativamente idóneo.
- Previene enfermedades en la edad adulta: Obesidad, arterioesclerosis, hipertensiones, diabetes.
- Establece una adecuada regulación del apetito.
- Evita la sobrealimentación.
- Es pobre en sodio.
- Es poco dulce.
- Posee propiedades antiinfecciosas.
- Evita contaminación.
- Excluye errores dietéticos.
- Máxima economía y disponibilidad.
- Favorece la relación emocional madre-hijo.
- Favorece la involución uterina
- Tiene efectos contraceptivos.

Técnica de amamantamiento
La madre debe estar en un sitio tranquilo y en una postura cómoda. El niño debe tomar el pecho de frente, sin torcer la cara, de forma que los labios superior e inferior estén evertidos alrededor de la areola, permitiendo que introduzca pezón y gran parte de la areola dentro de su boca. El niño nunca debe chupar sólo del pezón pues no hará una extracción suficiente y provocará grietas en el mismo, lo que dificultará la lactancia.

El cuerpo del niño debe estar muy próximo al de la madre, su abdomen pegado al abdomen de la madre. Su nariz debe estar a la altura del pezón y se debe dirigir hacia el pecho. El pezón debe dirigirse al paladar lo que ayuda a colocar el labio inferior y la mandíbula por debajo del pezón.

La madre sujetará el pecho de forma que no dificulte la extracción de leche de los senos galactóforos (apoyando los dedos sobre las costillas, o en forma de copa o C, es decir poniendo el pulgar encima del pecho, lejos del pezón, y los cuatro dedos restantes abajo). Para mantener al niño, la madre puede apoyar la cabeza y la espalda del bebé sobre su antebrazo. La cabeza y la espalda del niño deben estar rectas y bien alineadas. Si el niño está bien enganchado su boca quedará abierta y el labio inferior abarcará más pecho que el superior.

Cuando el niño esté mamando se verá la mandíbula moverse rítmicamente, acompañado de las sienes y las orejas. Si se observa que las mejillas se hunden quiere decir que el niño no está bien enganchado.

Un signo de lactancia eficaz es la audición de la deglución de leche. Para retirar al niño del pecho hay que evitar dañar el pezón. Para ello habrá que interrumpir el vacío de la succión introduciendo entre las comisuras de la boca el dedo meñique hasta las encías.

Si el bebé duerme durante más de 3 - 4 horas seguidas, se debe aconsejar a los padres que lo despierten para ponerlo al pecho.

No se deben administrar suplementos (agua, suero glucosado, infusiones, fórmula adaptada, zumos, etc.) cuando se está instaurando la lactancia ni posteriormente, salvo que estén médicamente indicados. No debe aconsejarse el uso de chupetes, aunque recientemente se ha demostrado que el chupete más que dificultar la lactancia materna, en sí es un marcador de que existen dificultades con la misma.

Es útil el apoyo de personas que ya han lactado de forma natural a sus hijos/as

TEMA 8

LA LACTANCIA ARTIFICIAL

Cuando la lactancia materna no es posible o en situaciones excepcionales en las que está contraindicada, las fórmulas adaptadas constituyen, en nuestro medio, la única alternativa adecuada para la nutrición del niño.

Las normas europeas aconsejadas por la ESPGAN (Sociedad Europea de Gastroenterología y Nutrición Pediátricas) establecen los límites en la composición y características de las fórmulas adaptadas. Existen varios tipos de fórmulas adaptadas:

- ✓ Fórmulas de inicio, que cubren las necesidades nutritivas del lactante durante los 4– 6 primeros meses de vida.
- ✓ Fórmulas de continuación, más ricas en calorías, gracias a un mayor contenido de proteínas y grasas, y suplementadas con hierro. Se pueden utilizar a partir del 4° - 6° mes de vida.
- ✓ Fórmulas especiales, modificadas para situaciones específicas (sin lactosa, con proteína de soja, hidrolizado de caseina, semielemental, sin fenilalanina, etc.).

Preparación del Biberón

Se reconstituirá según indicaciones del fabricante, habitualmente una medida rasa (5 g) por cada 30 ml de agua, utilizando el dosificador que viene con cada preparado. Primero se pone el agua y después se añade el polvo. Existen numerosas fórmulas en el mercado que ya vienen reconstituidas. En este caso, simplemente, habrá que poner en el biberón la cantidad recomendada. El volumen de las tomas y su distribución horaria será ajustado por el profesional que atiende al niño

Como guía proponemos el siguiente esquema de alimentación:

- ➢ Durante el primer mes cada 3 horas con descanso nocturno de 4 - 6 horas (7 tomas al día).
- ➢ Del 1° al 3° mes cada 3 hora y media con descanso nocturno de 4 - 6 horas (6 tomas al día).
- ➢ A partir del 3° mes cada 4 horas con descanso nocturno de 6 horas (5 tomas al día).

Las necesidades calóricas están alrededor de 100 Kcal/Kg/día y suponen unos 150 ml/Kg/día de leche (aporta también las necesidades hídricas, que son de 135 - 150 ml/Kg/día).

Es imprescindible el lavado de manos antes de empezar a preparar los biberones. En España, con las condiciones sanitarias actuales, no es necesario hervir los biberones ni las tetinas, es suficiente el lavado con agua y jabón y un cepillo adecuado; aunque teniendo en cuenta el nivel sociocultural podemos hacer esta recomendación.

Utilizaremos agua mineral natural sin gas hipomineralizada (menos de 25 mg/litro de sodio y menos de 0,3mg/l de flúor BB) y embotellada, preferiblemente en envase de cristal o plástico cuyo contenido no supere el litro y medio. No es necesaria hervirla, siempre que tengamos las garantías suficientes de higiene, ya que por definición no tiene virus ni bacteria ni protozoos. No se aconseja usar garrafas ya que tiene mas peligro de contaminación.

Sí se utiliza agua potable, se aconseja hervir el agua durante un minuto (desde que empieza a hervir en la superficie) si estamos a nivel del mar, y añadiremos 1 minuto por cada 1000 metros por encima del nivel del mar. La ebullición durante un minuto asegura la inactivación de protozoos, bacterias y virus. La recomendación de hervir el agua durante 10 minutos no es adecuada ya que aumenta la concentración de sodio 2,5 veces y además, la ebullición a cielo abierto multiplica la concentración de nitratos por 2,4 con el consiguiente peligro de metahemoglobinemia.

El método ideal para calentar el biberón es "al baño María" es decir sumergiéndolo, en parte, en agua caliente para que se caliente poco a poco el contenido del biberón. No se recomienda usar los hornos microondas porque producen un calentamiento irregular y al comprobar la temperatura puede parecer que es adecuada y sin embargo el niño se puede quemar porque en ciertas zonas la leche puede estar muy caliente.

No se aconsejan las infusiones ni cualquier otro líquido, especialmente si está azucarado, exceptuando el agua sin gas embotellada.

La toma del biberón debe realizarse en un ambiente tranquilo. Es necesario que el niño esté despierto e incorporado, nunca acostado. Existen estudios que demuestran que tomar el biberón en posición de decúbito favorece la aparición de otitis.

TEMA 9

LA INTRODUCCIÓN DE LA ALIMENTACIÓN COMPLEMENTARIA

A la hora de introducir la alimentación complementaria, es preciso tener en cuenta las circunstancias sociales y culturales de la familia. Dado que la tendencia actual es que la sociedad pase a ser una sociedad multicultural y por ello se deben respetar los hábitos familiares y, salvo que realmente la alimentación propuesta por la familia suponga una trasgresión dietética evidente, se debe dejar que utilicen como alimentación complementaria los alimentos elegidos por ellos ya que no existen pruebas de que unos alimentos o formas de cocinarlos sean mejores que otros y depende fundamentalmente de hábitos culturales. Como norma general escucharemos lo que propone la madre o el padre a la hora de introducir nuevos alimentos y llegar a un acuerdo con ellos sobre lo más recomendable.

La introducción de la alimentación complementaria deberá iniciarse entre el 4º y el 6º mes de vida (nunca antes de los 4 meses ni después de los 6 meses) por razones nutricionales (la leche no cubre, por si sola, las necesidades de aporte calórico), de hábitos alimenticios (le enseñamos a ingerir sólidos) y socioculturales respetando, dentro de lo posible, las costumbres familiares e incluso las apetencias del niño.

En ningún caso se introducirá la leche de vaca antes del año. Se ha comprobado la existencia de microhemorragias intestinales asociadas a la ingestión de leche de vaca antes de cumplir los 12 meses y la consiguiente anemia. El orden de introducción de alimentos no es trascendente ni debe ser riguroso. En nuestro medio solemos empezar con las frutas o los cereales sin gluten.

A los niños que llegan a los 6 meses con lactancia materna exclusiva es preferible introducirles primero fruta y purés de verduras y carne. Se debe aconsejar a las madres que una vez que sustituyan alguna toma o se añadan alimentos triturados, se extraiga la leche y se conserve para utilizarla para cuando ella no esté o para preparar papillas. No se recomienda la introducción de fórmula adaptada sólo para introducir las cereales.

Si la madre se ha incorporado a su puesto de trabajo se le debe aconsejar que al menos mantenga la toma de primera hora de la mañana y última hora de la noche. Si puede se debe extraer leche durante el horario laboral, pero aunque esto no sea posible, se puede mantener la lactancia durante muchos meses sólo con dos tomas. La creencia de que la leche se retira enseguida no es cierta si se mantiene un mínimo de succión, puede haber momentos puntuales en los que se disminuya la cantidad de leche pero si se mantiene la succión se incrementa de nuevo.

Deberemos comenzar con pequeñas cantidades y un solo alimento cada vez para observar mejor las posibles reacciones indeseables
A partir de los 6 meses, las calorías provenientes de la alimentación complementaria no deben suponer más del 50%. Mantener un aporte de leche materna o fórmula de al menos 500 ml/día.

Se debe ofrecer agua al lactante, ya que al introducir alimentos sólidos necesitan aumentar su ingesta.

Cereales
Se pueden utilizar a partir de los 4 meses los cereales sin gluten (arroz y maíz). La soja, que es una leguminosa y la tapioca, que es un tubérculo, están incluidos en numerosos preparados comerciales y son perfectamente asimilables.

A partir de los 8 meses introduciremos los cereales con gluten (trigo, avena, cebada y centeno). Hay que tener en cuenta que el pan y las galletas contienen glúten. Cuando se añaden al biberón no deben restar leche a la alimentación.

La mayoría están suplementados con hierro, cubriendo así parte de las necesidades de este mineral aumentadas a partir de los 6 meses.

No son recomendables las papillas de cereales lacteados ya que su proporción de leche no es equilibrada.
Para una correcta digestión los cereales deben estar hidrolizados, bien de forma industrial (la mayoría de los preparados comerciales incluyen cereales hidrolizados por calor o por medios enzimáticos) o de forma casera hirviéndolos durante 10 minutos.
El gofio, tanto de maíz como de trigo, no se recomienda hasta después del año entre otras cosas porque no está hidrolizado.

Frutas
A partir del 5º mes podemos introducir las frutas en forma de papillas. Los zumos de frutas no se recomienda introducirlos en la dieta antes de los 6 meses, y en cualquier caso serán zumos de frutas

naturales (nunca zumos industriales), habitualmente de naranja o de uva blanca. No se deben dar los zumos con el biberón ya que favorece la aparición de caries.

Las frutas aportan fibra (celulosa), agua, carbohidratos, vitaminas (C especialmente) y minerales. Suele empezarse con manzana, plátano, pera y naranja, añadiendo más tarde fruta del tiempo.

Las fresas y el melocotón no se deben introducir hasta después de los 2 años por su alto poder alergizante.

No se debe añadir azúcar, miel, leche condensada, etc.

A la papilla de frutas podemos añadir cereales (una o dos cucharaditas), especialmente en los niños que todavía estén con lactancia materna.

Verduras

Hacia el 6º mes se introducirán las verduras, primero en forma de caldo y luego en forma de puré, que aportan minerales, vitaminas y fibras.

Las más apropiadas son: apio, puerro, cebolla, tomate, calabaza, calabacín, papas y habichuelas; debiendo evitar las que acumulan nitratos como la remolacha, nabos, espinacas y zanahorias, aún pelada.

Los nitratos procedentes del abonado convencional con sales nítricas, pueden contaminar los alimentos vegetales y las aguas procedentes de los pozos. Los nitratos, con el cocinado, se convierten en nitritos que son capaces de agregar al ión ferroso (Fe^{++}) de la hemoglobina una carga más, convirtiéndolo al estado férrico (Fe^{+++}). La hemoglobina que transporta al oxígeno molecular se transforma de esta manera en metahemoglobina, incapaz de transportar el oxígeno. Clínicamente se manifiesta con cianosis que no mejora con aporte de oxígeno. También hay riesgo de metahemoglobinemia si se conservan las verduras cocidas en la nevera más de 48 horas.

Tampoco son recomendables las que son potencialmente flatulentas como la col y la coliflor.

A estas edades, para que puedan ser deglutidas, es conveniente que las verduras estén guisadas. La mejor manera de preparar el puré es en la olla a presión, añadiendo poca agua y una cucharadita de aceite de oliva. No añadir sal.

Una vez guisadas se pasarán por el pasapuré, mejor que con la batidora, ya que el primero separa las fibras y no atrapa aire durante el triturado.

La verdura se dará en la toma del mediodía. A partir de este momento el niño hará cuatro comidas al día, desayuno, almuerzo, merienda y cena.

Proteínas animales

Se recomienda una cantidad aproximada de 25– 50 gr. al día. Hacia el 7º mes introduciremos la carne de pollo cocida con las verduras. Después del 8º mes se pueden introducir otras carnes como la ternera y el cordero.

A partir del 9º mes daremos pescado blanco (merluza, lenguado, gallo, rape), sin olvidarnos del pescado azul después de cumplir el año, rico en ácidos grasos poliinsaturados que actúan favorablemente sobre el metabolismo del colesterol.

Las vísceras, en general no son recomendables, pero se pueden tomar a partir del año de vida y de forma esporádica.
Los huevos tienen un alto poder alergizante y, por consiguiente debe retrasarse su introducción hasta después del año. Empezaremos por un cuarto de yema cocida dos veces por semana e iremos aumentando, poco a poco, hasta dar la yema entera y más tarde el huevo completo (incluida la clara, que es la más alergizante), no más de tres huevos a la semana. Se recomienda tomar proteínas animales tres veces a la semana.

Legumbres. Garbanzos, lentejas, judías, etc.

Las legumbres son nutrientes de alto contenido energético, contienen proteínas de alto valor biológico. Contienen además tiamina, riboflavina y oligoelementos. Se recomienda introducirlos a partir de los meses 9– 10 meses en pequeñas cantidades.

Derivados lácteos

Los yogures naturales y el queso fresco pasteurizado están recomendados a partir de los 9 meses de forma esporádica, como postre o suplemento del almuerzo o la merienda.

Los yogures elaborados con leches adaptadas, "mi primer yogur", se pueden introducir desde los 6 meses.

La leche entera de vaca, Uperisada, Higienizada y Tratada (UHT) se introducirá no antes de los 12 meses. El uso de leches descremadas o reducidas en grasas están desaconsejadas ya que no aportan las suficientes calorías y las grasas necesarias para el desarrollo del niño. La utilización de leche cabra está desaconsejada por la literatura a nivel internacional ya que puede ocasionar graves trastornos nutricionales y transmisión de enfermedades infecciosas cuando se obtiene de empresas familiares sin los debidos controles sanitarios.

La leche de soja sólo se debe utilizar en caso de alergia a las proteínas de la leche de vaca, en forma de "fórmulas adaptadas" que contienen aislados de proteína de soja. Las leches a base de soja no modificada, es decir las comercializadas en supermercados y herbolarios, están contraindicadas en la alimentación del lactante y en cualquier etapa infantil ya que presentan los siguientes inconvenientes:
- Presencia de hidratos de carbono no digeribles que provocan efectos secundarios gastrointestinales (flatulencia, diarrea y heces de muy mal olor).
- Alto contenido en fitatos que por un proceso de quelación reducen la biodisponibilidad de minerales (calcio, magnesio, cobre, zinc y hierro)
- Menor contenido en aminoácidos sulfurados.
- Carencia de carnitina.
- Presencia de isoflavoides que pueden ejercer efectos endocrinos negativos (activación o bloqueo de receptores estrogénicos y bociógenos).

Miel
No deberá introducirse hasta los 2 años por varias razones: su alto poder cariogénico, su alto poder alergizante, y por la posibilidad de vehiculizar la toxina botulínica si no cumple los controles sanitarios pertinentes.

TEMA 10

ALIMENTACIÓN EN EL PRIMER AÑO DE VIDA

En los niños con antecedentes familiares directos, padres o hermanos, y/o personales de atopia (asma bronquial, rinoconjuntivitis alérgica o dermatitis atópica, alergia a alimentos) se aconseja:
- Lactancia materna exclusiva durante los seis primeros meses.
- Evitar la administración de leches adaptadas en las maternidades, ya que pequeñas cantidades en el recién nacido pueden sensibilizarlo.
- Retrasar la alimentación complementaria hasta cumplir los seis meses de vida.
- Introducir el huevo y el pescado por encima de los doce meses.

Necesidades nutricionales durante el primer año de vida
En esta época de la vida hay un ritmo de crecimiento elevado por lo que existen unas necesidades nutritivas importantes. Sin embargo, a esta situación se añade la inmadurez digestiva (menor acidez gástrica que limita la hidrólisis de proteínas e hidratos de carbono y menor cantidad de lipasa pancreática que limita la absorción de grasas) y una capacidad limitada en cuanto a cantidades que se pueden tolerar, así como retraso en el vaciamiento gástrico.

Necesidad hídrica: la necesidad de agua es de 130 - 150ml/Kg./día hasta los 6 meses y de 90 - 130ml/Kg./día desde los 6 hasta los 12 meses. En estas cantidades se incluye el agua que debe incorporarse a los tejidos, las pérdidas y el mantenimiento de la temperatura corporal y de la carga osmótica renal.

Necesidad energética: oscila entre 115 Kcal./Kg./día los 2 primeros meses de edad, hasta los 90Kcal/Kg./día que necesita el lactante a los 18 meses.

Necesidades de proteínas y aminoácidos esenciales: las necesidades proteicas van disminuyendo con la edad. El lactante menor de 6 meses necesita aproximadamente 2 - 2,5gramos/Kg./día, y el niño de 18 meses necesita 1gramo/Kg./día. Las necesidades proteicas incluyen los aminoácidos esenciales. La histidina es esencial sólo en la infancia, pues a partir de los 6 años es capaz de sintetizarla.

La taurina no es aceptada como aminoácido esencial, pero la elevada cantidad en la que se encuentra en la leche humana y el hecho de que en animales se ha demostrado que su falta produce ceguera, hace que sea considerado esencial en la alimentación infantil.

Necesidades de grasas: se necesitan de 3 - 4gramos/Kg./día de lípidos. Este aporte debe contener de 200 - 300mg/Kg. de ácido linoleico (ácido graso esencial).

Necesidades de glúcidos: es de 6– 12 gramos/Kg./día. Además de su aporte energético los glúcidos son importantes en la síntesis de galactocerebrósidos, fundamentales en el desarrollo del sistema nervioso. En los primeros meses se utiliza preferentemente la galactosa (componente de la lactosa), más que la glucosa (predominante en el azúcar común). A partir de los 4 - 6 meses se utiliza también la dextrinomaltosa.

Necesidades de electrolítos, minerales y vitaminas: los requerimientos medios de sodio, potasio y cloro son de 2-3 mEq/Kg./día.

Necesidades de Yodo (a todas las edades).
Merece especial importancia el aporte adecuado de yodo en la dieta. El yodo es un micronutriente que es imprescindible para la formación de Hormonas Tiroideas. El aporte mínimo de yodo para cubrir las necesidades de una persona debe ser al menos 90 a 150 mg al día. Cuando el consumo está entre 50 y 100 mg al día pueden aparecer trastornos sutiles difíciles de observar a simple vista pero fáciles de ver cuando se estudian grupos. Los alimentos que más yodo aportan son los que proceden del mar, peces y mariscos. Los Trastornos por Déficit de Yodo (TDY) pueden provocar bocio, hipotiroidismo, retraso psicomotor y retraso en el crecimiento, pero además, deficiencias leves de yodo pueden causar trastornos sutiles pero de gran trascendencia social, como es el descenso del CI hasta en 15 puntos (algunos problemas de "retraso escolar" podrían deberse a una dieta deficiente en yodo). El método más eficaz de profilaxis es sustituir la sal común por sal yodada a la hora de cocinar, y sobre todo al aderezar los alimentos en la mesa. Asimismo se debe aconsejar consumir pescado tres o cuatro veces por semana.

El Ministerio de Sanidad ha propuesto una serie de recomendaciones aprobadas por el Consejo Interterritorial del Sistema Nacional de Salud entre las que se incluyen:

- Promocionar el consumo de sal yodada en la población general.
- Recomendar la ingesta de alimentos ricos en yodo como el pescado y el marisco.
- Utilizar en los comedores escolares exclusivamente sal yodada.

Psicomotricidad y alimentación

El desarrollo de la destreza en la alimentación es complejo y depende de la maduración motora, emocional y social del niño así como del temperamento del niño y de su relación con los miembros de la familia. Es necesario recordar que si bien existe un calendario de adquisición de las habilidades alimentarias, éstas pueden variar enormemente de un niño a otro y que el proceso es paralelo a la adquisición del resto de habilidades psicomotoras. Desde el punto de vista de la psicomotricidad, y por las características de la succión el niño, no puede ingerir alimentos semisólidos antes de los 3 meses; por el contrario serían proyectados hacia el exterior.

- ✓ A partir de los 4 meses muestra interés por el biberón y es capaz de reconocer los preparativos de la comida.
- ✓ A los 6 meses se inician los movimientos de masticación y ya puede ingerir alimentos sólidos. También es capaz de aproximar los labios al borde de una taza o un vaso, por lo tanto, a esta edad debe iniciarse esta práctica, aunque a menudo realiza movimientos de masticación que lo dificultan.
- ✓ A los 8 meses muestra su gusto o disgusto por determinados alimentos y juega con la comida (la tira por los aires o por el suelo, la esparce por su cara e incluso por el pelo).
- ✓ Entre los 9 - 12 meses puede sostener el vaso o la taza y beber él solo. Ahora es el momento ideal para potenciar la autoalimentación del niño.

Preescolar y Escolar

Durante esta etapa de la vida, además de cubrir los requerimientos nutricionales, adquiere especial importancia la adquisición de hábitos alimenticios adecuados que constituirán la base para una dieta sana y equilibrada en la edad adulta.

Las principales patologías de la edad adulta relacionadas con la alimentación durante la infancia son la caries dental, enfermedad cardiovascular, obesidad, estreñimiento y cáncer de colon; y por lo tanto susceptibles, en parte, a la intervención en estas edades a través de los consejos de salud.

Consideraciones generales

Al final del primer año y durante la edad preescolar se produce un enlentecimiento del crecimiento, lo que conlleva a una disminución de las necesidades del organismo. Esto se traduce, en la práctica, en una disminución del apetito, haciéndolo irregular e imprevisible, que los padres interpretan como un verdadero problema que genera gran cantidad de consultas. Hay que recomendar a los padres el que respeten el apetito del niño, no forzándolo a comer más.

Únicamente si la ingesta es realmente baja y prolongada, será conveniente acudir al pediatra para descartar causa orgánica o problemas de conducta.

El niño pequeño tiene una dentición poco desarrollada, sobre todo en el segundo año de vida, y no puede triturar bien los alimentos, principalmente carnes y fibras, por lo que será aconsejable ofrecerle carnes blandas y/o trituradas hasta los tres años.

Los niños, a esta edad, poseen una menor tolerancia digestiva, siendo conveniente evitar las especias, los picantes y los colorantes. Asimismo, la cantidad de fibra vegetal no debe sobrepasar los 8 - 10 gramos al día, ya que puede interferir en la absorción de determinados minerales (hierro y calcio) y algunos oligoelementos.

Hay que tener en cuenta que las preferencias alimentarias son peculiares y muy cambiantes a esta edad. Suelen solicitar poca variedad de alimentos y rehúsan la introducción de los nuevos.
Prefieren los alimentos ricos en carbohidratos y las comidas sencillas y de sabores suaves.

Las necesidades nutricionales: a esta edad existen grandes diferencias individuales. Las necesidades energéticas se pueden calcular de forma práctica de la siguiente forma: 1000 cal + 100 cal. por cada año de vida = cal. /día. El aporte energético calculado se distribuirá entre los distintos principios inmediatos en diferentes proporciones:

Hidratos de carbono……............. 50 - 60% del total de calorías
Grasas…………………………. 25 - 30% del total de calorías
Proteínas…………………….... 10 - 15% del total de calorías

Recomendaciones para la elaboración de la dieta

1. El niño debe hacer 4 comidas al día, distribuyendo el aporte calórico de la siguiente forma: desayuno 25%, almuerzo 30%, merienda 15% y cena 30%.

2. Considerar la importancia del desayuno para reponerse de 10 - 12 horas de ayuno y prepararse para la jornada escolar. Debe constar de 200 ml de leche o equivalente (250 ml leche = 2 yogures = 100 gr. de queso fresco) y pan, galletas o cereales; además de otros alimentos como fruta, zumos o embutidos. Un desayuno inadecuado puede ocasionar hipoglucemia con la consiguiente fatiga, dificultad para la concentración y disminución del rendimiento escolar.

3. Insistir en que el niño cene y no sustituya esta comida por un vaso de leche, algo muy habitual en nuestro medio.

4. La ingesta de productos lácteos debe ser como mínimo 500 ml/día (desayuno y merienda), para asegurar los requerimientos de calcio además del aporte proteico.

5. Las proteínas deben suponer el 15% del total de nutrientes diarios, procurando que exista un equilibrio entre las de origen animal y las de origen vegetal.

• **Carnes.** Sus proteínas son de alto valor biológico. Son preferibles las carnes con poca grasa (pollo y ternera). Deben consumirse tres o cuatro veces por semana, calculando las necesidades en 15 - 20 gramos por año de edad y día.

• **Pescados**. Su valor nutritivo es similar al de la carne pero cuenta con la ventaja de que es más fácil su digestión. Cualquier tipo de pescado es recomendable. Se debe consumir tres o cuatro veces por semana y las raciones serán algo mayores que las de la carne por el mayor desperdicio de éste: de 1 a 3 años 60 - 100 gr. /día, de 3 - 6 años 100 - 120 gr. /día y de 6 - 14 años 120-150 gr. /día.

• **Huevos.** Se recomienda tomar tres o cuatro huevos a la semana, teniendo en cuenta los rebozados, flanes, natillas, etc.

• **Legumbres**. Su contenido proteico es similar al de la carne, aunque la calidad de sus proteínas es inferior. Son una fuente importante de minerales, aminoácidos e hidratos de carbono, por lo que constituyen uno de los alimentos más recomendables en la dieta y combinados adecuadamente aumentan su valor nutritivo. Para preservar su valor nutritivo, debe limitarse su remojo a 12 horas en agua fría y no utilizar agua excesiva ni prolongar su cocción. Deben consumirse tres tipos diferentes de legumbres tres veces por semana.

6. Deben tomar fruta fresca y verdura a diario por su alto contenido en vitaminas y fibra, que previene el estreñimiento y mejora la función del colon.

• **Las verduras** se pueden tomar crudas, en ensaladas o cocidas en sopas, purés, menestra, etc., debiendo cocinarse al vapor, en poco tiempo y con poco agua para minimizar la pérdida de vitaminas y minerales. Se recomiendan dos porciones de 75 - 100 gr. al día.

• **Las frutas** deben ser frescas y maduras, dos piezas al día. Las preparadas en compotas, almíbar, etc., pierden gran parte de su valor nutritivo, por lo que se considerarán como postre– dulce. Los plátanos son bien aceptados por los niños, pero son ricos en almidón y por tanto no conviene abusar de ellos. Los zumos de fruta naturales deben prepararse y consumirse de inmediato para conservar sus propiedades vitamínicas y pueden utilizarse como suplemento en la dieta, a media mañana, en la merienda, etc.

El consumo excesivo de zumos de frutas, especialmente los zumos industriales, puede estar relacionado con malnutrición (tanto desnutrición cómo sobrepeso) así como diarrea, flatulencia, dolor abdominal crónico, distensión abdominal y caries. Estas consideraciones deberán ser tenidas en cuenta en lactantes, niños y adolescentes.

7. Los cereales deben consumirse a diario. El pan, la pasta y el arroz son los preferidos por los niños.

Proporcionan gran cantidad de energía y pueden ser utilizados como vehículo para introducir otros alimentos (legumbres, verduras, carne, pescado, huevos, etc.). Los cereales comercializados (copos de arroz, de trigo, etc.) son recomendables, especialmente en el desayuno y en la merienda.

8. Se evitará, en lo posible, el consumo de azúcares refinados (dulces, caramelos, chocolates, etc.) y alimentos "basura" (bollería industrial, snacks, etc.), especialmente entre comidas. También se deben evitar los refrescos y las llamadas "bebidas blandas" (zumos, lácteos y combinaciones de ambos), especialmente durante las comidas, ya que en algunos casos restan otro tipo de alimentos y en otros suponen un aporte excesivo de calorías.

9. Grasas. Su importancia radica en su valor energético, aporte de ácidos grasos esenciales y vitaminas liposolubles. Se recomienda disminuir la ingesta de colesterol y grasas saturadas y aumentar las poliinsaturadas. En la práctica consiste en eliminar la grasa visible de los alimentos, utilizar preferentemente carnes y pescados magros, asar o cocer evitando los fritos (sobre todo los rebosados y empanados de productos precocinados) y emplear aceites vegetales.

TEMA 11

SUPLEMENTOS VITAMÍNICOS Y MINERALES

Vitamina D

En la actualidad continúan existiendo casos de raquitismo atribuibles a una ingesta inadecuada de vitamina D ó a una exposición solar inadecuada. Además el raquitismo es un estado extremo de déficit de vitamina D, pudiendo existir deficiencia de la misma durante meses antes de que aparezcan los síntomas.

Algunos estudios han demostrado que para mantener niveles séricos de vitamina D dentro de los límites normales es suficiente tomar el sol durante 30 minutos a la semana, sólo con el pañal; ó 2 horas a la semana con el niño completamente vestido, pero sin gorra. Sin embargo, los dermatólogos y expertos en cáncer advierten del peligro de la exposición solar para desarrollar cáncer de piel, especialmente durante la infancia, y recomiendan limitar la exposición solar y el uso regular de filtros solares. Se ha podido demostrar que los filtros solares disminuyen la producción de vitamina D en la piel.

Otros factores dependientes del estilo de vida, cómo la disminución del tiempo que los niños pasan fuera de sus casas, ó de factores culturales cómo el aumento de superficie corporal cubierta limitan la exposición solar

También deberemos tener en cuenta que los efectos de la exposición solar en la síntesis de vitamina D están disminuidos en los individuos de piel oscura. La Guía para la Ingesta de Vitamina D, de la Academia Americana de Pediatría recomienda una **ingesta mínima de 200 UI al día**, en lugar de las 400 UI al día recomendadas anteriormente.

Lactantes alimentados al pecho

Los lactantes alimentados al pecho que no reciben suplementos de vitamina D ó tienen una exposición solar inadecuada, tienen mayor riesgo de desarrollar déficit de vitamina D y raquitismo. La concentración de vitamina D en la leche humana es muy baja, 25 UI/L.

Las recomendaciones de los expertos sobre la exposición solar, especialmente en los lactantes pequeños, la variabilidad de la exposición solar dependiente de factores socioculturales y la dificultad para determinar la exposición solar adecuada para un determinado lactante alimentado al pecho, hace que sea prudente dar suplementos de vitamina D a todos los lactantes alimentados al pecho. Debiendo empezar durante los dos primeros meses de vida.

Lactantes alimentados con leches maternizadas
Todas las leches maternizadas contienen, al menos 400 UI/L de vitamina D. Por lo tanto, cualquier lactante que tome al menos 500 ml de leche al día, recibirá la dosis recomendada de 200 UI al día.

Recomendaciones
Administrar un suplemento, a partir de los 15 días de vida, de 200 UI/día de vitamina D en:
- Todos los lactantes alimentados al pecho de manera exclusiva, o con lactancia mixta y que tomen menos de 500 ml/día de leche maternizada
- Los lactantes alimentados con leche maternizada que tomen menos de 500 ml /día.

En esta Guía la suplementación no se limita al año de vida, y dada la definición de lactante y la idoneidad de la lactancia materna hasta los **dos años de vida**, dichas recomendaciones se extienden hasta esta edad siempre que se den las circunstancias anteriormente citadas.

Polivitamínicos
El uso de polivitamínicos está reservado para circunstancias muy especiales, ya que las necesidades están perfectamente cubiertas con una dieta equilibrada, como son niños socialmente muy deprimidos y niños con regímenes restrictivos para el control de la obesidad.

Vitamina B 12
Esta vitamina se encuentra exclusivamente en alimentos de origen animal por lo que en la mayoría de las dietas vegetarianas suele ser deficitaria. El déficit de vitamina B12 puede dar lugar a anemia megaloblástica y neuropatía, sin embargo la deficiencia de esta vitamina es fácilmente evitable ya que los requerimientos son muy bajos (2microgramos/ día) y existen en el mercado alimentos enriquecidos.

Calcio
Deberemos suplementar la dieta con calcio cuando el aporte de leche y productos lácteos sea insuficiente.
Los requerimientos diarios de calcio dependen de la edad:
• Menos de 6 meses: 210 mg/día

- 6 a 12 meses: 270 mg/día
- 1 a 3 años: 500 mg/día
- 4 a 8 años: 800 mg/día
- 9 a 18 años: 1300 mg/día

Se debe administrar en forma de sal (carbonato, fosfato, glubionato, pidolato, etc.)

Existen pocos preparados en el mercado en forma de solución.

TEMA 12

HIGIENE Y CUIDADOS EN EL RECIÉN NACIDO

El baño

Debe bañarse a diario, procurando que sea un momento relajado del día de manera que puedan disfrutarlo con él. Es aconsejable realizarlo todos los días a la misma hora para que gracias a ésta y otras rutinas cotidianas, se vaya adaptando al ritmo de la vida familiar. Es conveniente tener preparado con antelación todo lo que vaya a necesitar. Comprobar previamente la temperatura del agua (36– 37º).

Si el bebé tiene la piel reseca puede añadirse al agua unas gotas de aceite corporal; el jabón debe ser neutro o ligeramente ácido. A continuación se introduce el cuerpo en el agua, aún cuando no se ha caído el cordón, pasándole el brazo por debajo de la espalda y sujetándole por la axila con la mano, y con la otra mano se lava. Hay que lavarle antes que nada la cara, sólo con agua, seguidamente se lava el resto del cuerpo por delante. Se le da la vuelta con cuidado para no sumergirle la cara en el agua y se lava por detrás.

A continuación se le enjuaga y se le deja unos minutos en el agua, si le gusta. Al enjuagarle es recomendable echarle agua por la cabeza y la cara desde el primer día; así se acostumbrará y no tragará agua cuando se sumerja o le caiga agua por encima de forma inesperada.
Por último se envuelve en una toalla grande y se le seca con cuidado, prestando especial atención a los pliegues (axilas, ingles y entre los dedos).

Los bastoncillos con algodón en los extremos sólo deben usarse para secar los pliegues de la oreja y nunca tratar limpiar de cera los oídos, ya que producen justamente el efecto contrario al presionar el cerumen, pudiendo favorecer la formación de tapones e incluso producir lesiones.

El ombligo

El cordón umbilical se desprenderá durante los 7 a 14 primeros días, aunque en ocasiones tarda más (hasta 30 días) y no es motivo de preocupación. Hasta que no se haya desprendido, durante el baño hay que lavarle la zona del abdomen con cuidado para que no se desprenda antes de tiempo. Después del baño y cada cambio de pañal habrá que aplicar alcohol de 70°, es preferible prescindir de la gasa pues se ha comprobado que cicatriza mejor sin ella.

Cuando se haya desprendido el resto del cordón, habrá que seguir poniendo en la cicatriz unas gotas de alcohol de 70° durante 2 o 3 días para que cicatrice totalmente.

Cuidado de genitales.

Hay que cambiar al bebé con frecuencia, cada vez que ensucie los pañales, para prevenir escoceduras. Se lavarán los genitales y las nalgas con una esponja o algodón mojados en agua tibia, y a continuación secar cuidadosamente, en especial en los pliegues. Las "toallitas húmedas" sólo se utilizarán en caso necesario, siempre que se pueda se lavará con agua.

Para la higiene de la zona del pañal se pueden usar cremas hidratantes o aceites corporales pero nunca polvos de talco porque puede empeorar la irritación. No se recomienda utilizar de manera profiláctica las cremas con principios activos; en cualquier caso utilizar aquellas que contienen pasta al agua.

La limpieza de genitales en las niñas debe realizarse siempre desde la vulva hacia el ano, para evitar arrastrar gérmenes hacia la uretra y la vagina, abriendo los labios mayores para que no se acumulen restos.
Hay que tener en cuenta que la niña puede presentar secreción, incluso hemorragia (menstruación en miniatura) por la supresión hormonal proveniente de la madre durante la vida fetal, en el curso de la primera o segunda semana de vida.

El niño nace con una fimosis fisiológica que perdura durante los 2 ó 3 primeros años de vida. Por eso hay que tener en cuenta el no intentar retraer el prepucio pues al forzarlo se pueden ocasionar pequeñas lesiones que al cicatrizar pueden inducir a una estenosis, además puede ser peligroso por la posibilidad de producir una parafimosis, que constituye una urgencia médica.

Los cambios epiteliales y las erecciones favorecen la separación de las adherencias balanoprepuciales, que son dolorosas en algunas ocasiones, permitiendo así una retracción fisiológica. Las sinequias de labios menores consisten en la adherencia o coalescencia de los labios menores, apareciendo como una delgada membrana de color grisáceo que impide ver la vagina al intentar separar los labios. Es un hallazgo relativamente frecuente (se estima una incidencia del 1–

3%), sobre todo en la primera infancia ya que más adelante con los cambios estrógenicos durante la pubertad suelen desaparecer.

Requerirán tratamiento médico o, eventualmente, quirúrgico sólo en aquellos casos en que sean completas, pudiendo ocasionar retención de secreciones vaginales o interferencias en el chorro miccional, ó estén asociadas a infección de orina.

El sueño

Durante las primeras semanas de vida, el sueño del recién nacido no está aún organizado de acuerdo al día y la noche, sino que alternan pequeños periodos en los que permanece dormido con otros en los que está despierto. Poco a poco el niño va adaptándose al ritmo de vida de la casa; comenzará a espaciar las tomas nocturnas, alargando así las horas de sueño y también pasará más tiempo despierto durante el día. Esto ocurre de forma espontánea pero se puede favorecer proporcionándole una vida regular en la que las distintas actividades del día, y en especial las que preceden al sueño nocturno sigan un orden rutinario.

En este sentido es conveniente poner al niño despierto en la cuna cuando esté somnoliento, evitar los movimientos bruscos y utilizar siempre la misma rutina (caricias, canción, palmaditas, etc.) Por lo común, los recién nacidos suelen pasar gran parte del día durmiendo (en total unas 15 – 18 horas al día); sin embargo existen muchas diferencias entre un niño y otro.

El llanto

Pronto se distingue el llanto por hambre del causado por otros motivos, hay que tener en cuenta no administrar alimento al niño cada vez que llore. En las primeras semanas algunos niños lloran 2 ó 3 horas diarias; otros lloran cuando tienen sueño, 10 ó 15 minutos antes de dormirse, incluso otros tienen frecuentes y mantenidos episodios de llanto, la típica "mala hora", que se sucede día tras día durante los tres o cuatro primeros meses. En estos casos sólo un clima relajado y mucha paciencia son las claves para que el niño se tranquilice.

El chupete

El chupete no es necesario, pero si le agrada no hay razón para negárselo; aunque tampoco es conveniente estimular su uso. En cualquier caso deben ser pequeños, anatómicos, blandos y de una sola pieza.

En los niños alimentados al pecho no debe aconsejarse el uso de chupetes aunque recientemente se ha demostrado que el chupete más que dificultar la lactancia materna, en sí es un marcador de que existen dificultades con la misma.

A partir de los seis meses puede producir alteraciones en la forma de la boca, pero por lo general con más frecuencia a partir del año. A esta edad restringiremos su uso hasta eliminarlo lo antes posible.
Es recomendable hacerlo "desaparecer" de un día para otro sin dar más explicaciones. A estas edades no se puede pactar con ellos ni convencerle de los prejuicios de su uso. Nunca debe mojarse en miel, azúcar o cualquier solución azucarada ya que puede ser la causa de la caries rampante del biberón. Además la miel puede vehiculizar la toxina botulínica.

Otros cuidados

Se aconseja cortar las uñas una vez por semana con una tijera de punta roma, las de las manos con forma curvada y las de los pies de forma recta para prevenir las uñas incarnadas. La ropa del niño debe ser cómoda y holgada para permitirle libertad de movimientos, preferiblemente de algodón y fácil de poner y quitar. Hay que evitar el uso de imperdibles, lazos, botones, adornos y sustituirlo por cierres automáticos o velcros. El niño va a necesitar la misma cantidad de ropa que los adultos, de manera que si hace calor no le obliguemos a llevar un exceso de ropa.

Tabaquismo pasivo

El tabaquismo durante el embarazo se ha relacionado directamente con un aumento de las enfermedades respiratorias en general y en particular con el asma en el niño (el riesgo de que los hijos de madres gestantes fumadoras presenten asma es de dos a cinco veces superior que en los hijos de las madres no fumadoras). El humo del tabaco es la fuente más importante de contaminación de espacios interiores y a la vez el factor más fácilmente modificable.

Se ha podido comprobar una disminución de la función pulmonar en los hijos de padres fumadores, y sobre todo de madres fumadoras especialmente durante la lactancia. Hay que conseguir que nadie fume en el domicilio del niño, no vale con fumar en una habitación distinta del dormitorio del niño, ni asomar la cabeza por la ventana mientras se fuma. Esto es igualmente perjudicial.

El paseo

El paseo diario es extremadamente beneficioso para el niño desde los primeros días, se recomienda salir a partir de los 15 días de vida. Conviene introducir el paseo en la rutina diaria del niño y tratar de mantener esta costumbre, que tanto les gusta, a no ser que esté enfermo o haga muy mal tiempo. Si hace frío habrá que abrigarle más, pero no hay razón para suspender la salida.

En invierno es preferible sacarlo durante las horas soleadas y durante el verano a media mañana o a media tarde evitando las horas centrales del día, en las que hace más calor. Hay que procurar que el paseo discurra por zonas tranquilas, fuera de ruidos y humos, y donde haya vegetación.

La exposición moderada al sol es muy buena para su crecimiento porque favorece el paso de la provitamina D en la piel a vitamina D que interviene en metabolismo óseo. No conviene exponerlo a multitudes ni a otros niños pequeños. También será conveniente limitar el número de visitas.

El Calzado
Lactante

Únicamente precisa calor por lo que será suficiente unos calcetines o unos patucos. En caso de utilizar algún tipo de calzado será del llamado "zapato guante" absolutamente flexible en todos los sentidos y lo suficientemente grande cómo para que no presione ninguna de las estructuras del pie.

Gateador (a partir de los 8– 9 meses).

El calzado deberá proteger del frío y de los posibles traumatismos. La suela deberá ser flexible y antideslizante con un grosor de unos 3 milímetros. Son útiles las protecciones en talón y puntera.

TEMA 13

INTRODUCCIÓN A LA PSICOLOGÍA

El ser humano, por su capacidad de reflexión sobre el pasado, de juicio sobre las experiencias presentes y de proyección hacia el futuro, es le único ser creado que siempre ha pretendido COMPRENDERSE Y COMPRENDER AL MUNDO QUE LE RODEA. Gracias a estas capacidades, llega un momento en que la persona es capaz de:
- COMPRENDER los acontecimientos naturales.
- PREDECIR el desarrollo de los mismos.
- CONTROLAR, en parte, lo que sucede.

Ahora vamos a tratar de una ciencia llamada PSICOLOGIA, que intenta COMPRENDER, PREDECIR Y CONTROLAR, teniendo como objeto principal LA CONDUCCION DE LA PERSONA. Por lo que podemos decir que la **Psicología es la ciencia que estudia el comportamiento humano en su INDIVIDUALIDAD y en su INTERACCION con el medio ambiente.**

¿Qué interesa a la Psicología?
- ✓ Todos los elementos o factores que hacen comportarse a los individuos de una determinada manera (el aprendizaje, las emociones, la inteligencia, la herencia).
- ✓ Las diferencias entre los individuos.
- ✓ La naturaleza y el desarrollo de la personalidad.
- ✓ La forma como influenciamos a los grupos y como ellos nos influyen.
- ✓ El cuerpo, en cuanto a su intervención en la conducta humana.

Resumiendo, a la Psicología le interesa el "COMO" y el "POR QUE" actúan las personas, es decir, la conducta de las personas, entendiendo la palabra CONDUCTA COMO COMPRESION DE:
- Lo que pensamos y lo que hacemos.
- Nuestros sentimientos y pensamientos.
- Nuestras respuestas mentales y físicas.

La psicologia infantil
Nació del estudio científico del niño a través del trabajo de investigaciones pertenecientes a otras actividades. Anteriormente, el interés por el niño se centraba en lo que el niño "había sido" o en lo

que "debía convertirse" Y NO EN LO QUE EL NIÑO ERA. Este modo de ver al niño hacía que existiese una despreocupación general por las diferencias existentes entre unos y otros.

En el siglo XIX, el trabajo sobre la evolución realizado por Darwin estimuló mucho el interés por el estudio del niño.

El primer procedimiento de observación empleado fue llamado "BIOGRAFIA DEL BEBE" (Preyer, Darwin), que cumplió la misión de demostrar el valor de una observación cuidadosa.

El siguiente paso en la psicología infantil fue dado por Hall. Este formuló la teoría de que se ha de ver el crecimiento normal de la mente con una serie de etapas que corresponden, aproximadamente, a aquellas que pasaron el hombre primitivo y sus antepasados en la historia de la raza. El niño es pues, un estudio de evolución.

En los comienzos del siglo XX, son importantes las aportaciones de Binet en torno a la medida de la inteligencia y el concepto de edad mental como el grado de desarrollo intelectual de un individuo. Esta edad mental se halla comparando el nivel de un individuo con el promedio de muchos otros individuos de la misma edad cronológica.
La obra de FREUD, el padre del psicoanálisis, también ha ejercido una gran influencia sobre la moderna psicología infantil. El psicoanálisis surgió como un método de tratamiento para ayudar a los enfermos a resolver sus problemas emocionales. Estos tratamientos llevaron a Freud a la conclusión de que los desajustes de la personalidad en el adulto se podían relacionar directamente con experiencias desafortunadas durante la infancia. Todo ello hizo que se prestara atención a la infancia, considerándola como un período crítico del desarrollo.

Durante el período moderno de la psicología infantil, EL NIÑO APARECE COMO UN INDIVIDUO EN UNA SITUACION TOTAL.

Métodos de estudio del desarrollo infantil
La psicología del desarrollo se sirve, a menudo, de amplios métodos de investigación y de técnicas de estudios específicos, tomadas de otras áreas de la psicología o de otras disciplinas.

Los métodos que se emplean en la investigación psicológica son dos:

- Observación.
- Experimentación o comparación.

La OBSERVACION es el método fundamental y supone "ver" algo sin actuar ni influir en lo que estamos viendo (es pasiva).

La EXPERIMENTACION crea las situaciones que quiere estudiar (es activa).

Cualidades de una buena observación:
- Cuidadosa.
- Objetiva.

Hay dos tipos de observación:
- La INTERNA O INTROSPECCION (mirar hacia dentro) en la que el observador describe los procesos que nota en su interior. Este tipo de observación requiere una gran preparación y siempre es subjetiva.
- LA EXTERNA O EXTROSPECCION (mirar hacia fuera), que es la que se emplea para estudiar la conducta de los animales y de los bebés.

¿Qué problemas nos plantea una buena observación de la conducta?
1° El observador no lo puede observar todo en relación con la conducta del niño.

Por ejemplo, si quiere investigar el desarrollo social, debería fijar su atención en cada uno de sus aspectos. Si empezara, por ejemplo, con l agresión entre los niños de un jardín de infancia, deberá observarlos durante varios días y momentos y anotar cuidadosamente todos los actos (golpes, empujones, riñas, etc.).

Así pues, para investigar el desarrollo evolutivo del niño, el investigador tendrá que hacer lo siguiente:
- ✓ Elegir el tipo de desarrollo que va a investigar. Por ejemplo: el desarrollo social.
- ✓ Fijar su atención en una de las parcelas de este tipo de desarrollo. Por ejemplo: la agresión.
- ✓ Mirar la parcela que se investiga en cada uno de su ambiente. Por ejemplo: la agresión entre los hermanos; entre los niños de la clase, etc.

Estos pasos los tendrá que dar con cada uno de los factores del desarrollo evolutivo y con cada parcela en su ambiente apropiado.

2º El observador no puede observar a los niños continuamente.

Para ello se debe servir de muestras temporales, observando a cada niño varias veces en períodos breves.

¿Qué podemos obtener?
- ✓ Observaciones de varias clases de conductas en condiciones normales o controladas.
- ✓ Registros sobre reacciones, que nos permitirán un análisis minucioso.
- ✓ La comparación con los registros de niños de edades diferentes puede servir de base para la descripción de las tendencias en el desarrollo.

Hay aptitudes de los niños que son observables: la agresión, la manipulación, etc. Sin embargo, dentro de la psicología infantil hay otras (la inteligencia, las características de la personalidad y las motivaciones) que nos son observables, sino DEDUCIBLES de la conducta.

Para llegar a la inteligencia, por ejemplo, se observa la ejecución de ciertas tareas y la solución de problemas por parte del niño, por medio de diferentes pruebas, y a partir de sus observaciones se pueden hacer razonamientos acerca del nivel de inteligencia de aquél. Para que las deducciones sean válidas y tengan sentido, las observaciones se deben haber hecho en CONDICIONES UNIFORMES O CONTROLADAS y los procedimientos han tenido que ser IDENTIDOS para todos los niños.

Si han de compararse los resultados obtenidos por diversos niños, las condiciones en las que se les observa han de ser las mismas para todos ellos. Siempre que se intente la observación de la conducta del niño HEMOS DE TENER EN CUENTA SUS VARIABLES, es decir, sus circunstancias concretas, que deben anotarse previamente y trabajar contando con que éstas influirán de alguna manera en la conducta observada.

Estas variables son:
- ➢ Las CONSTANTES MADURATIVAS DEL NIÑO, que comprenderán todos los aspectos propios de la personalidad o de la maduración del propio niño.
- ➢ Las CONSTANTES AMBIENTALES, que abarcarán todo aquello que le rodea:
  - • Espacio en que vive.

- Ambiente donde se desarrolla.
- Ambiente familiar.
- Entorno social.

➢ Las VARIABLES DEL NIÑO Y DEL OBSERVADOR, que son aquellas circunstancias que influyen en la actitud del niño o del observador durante la observación. Pueden ser:
- Los cambios en el espacio físico.
- Mala relación entre el niño y el observador.
- Estado irritable en el niño.
- Estado irritable en el observador.

TEMA 14

EL DESARROLLO: MADURACION Y APRENDIZAJE

¿Qué es el desarrollo?
El desarrollo es un PROCESO CONTINUO que empieza en el momento de la fecundación. A medida que el desarrollo avanza, las nuevas células hacen funciones altamente especializadas y se convierten en elementos de los diversos sistemas del cuerpo.

Debemos saber que:
- ✓ El desarrollo durante el período PRENATAL ES FIJO e INVARIABLE.
- ✓ La cabeza, el tronco, etc. se desarrollan en el mismo orden y, aproximadamente, a las mismas edades prenatales en todos los fetos.
- ✓ Varios PRINCIPIOS GENERALES del desarrollo actúan tanto durante el período prenatal como en el primer período postnatal
- ✓ El desarrollo NO SIEMPRE ES SUAVE y GRADUAL. Por ejemplo: aumentos bruscos de estatura.
- ✓ Hay PERIODOS CRITICOS en el desarrollo de ciertos órganos o funciones; así, el primer año de la vida es crítico para el desarrollo de la confianza en los demás.
- ✓ Hay PERIODOS DE DISPOSCION PARA APRENDER DIVERSAS TAREAS. Ejemplo: aprender a leer.
- ✓ Las EXPERIENCIAS EN UNA ETAPA DETERMINADA DEL DESARROLLO AFECTAN A DESARROLLOS FUTUROS.

Por ejemplo: el niño que no desarrolla la autoconfianza y la confianza en los demás tempranamente, tiende a ser emocionalmente inestable y a presentar problemas de adaptación en etapas posteriores.

Factores que influyen en el desarrollo
Todas aquellas características y capacidades que adquiere la persona a partir de las distintas etapas de su desarrollo son el resultado de unos procesos básicos, que a pesar de ser difíciles de observar externamente actúan todos conjuntamente. Es decir, nos resulta difícil observar en el niño todos aquellos cambios que se van efectuando a partir de su desarrollo, porque en el mismo momento están actuando todos los factores que influyen en el desarrollo.

Estos factores pueden dividirse básicamente en:
- Factores internos o genéticos. Llamados así porque actúan desde dentro del cuerpo del niño. Están determinados por la herencia que el niño recibe de sus padres y ascendientes más directos de la rama familiar. Forman el grado y la capacidad de crecimiento que posee el niño en potencia y están relacionados principalmente con aquellos desarrollos que son espontáneos en el niño, siguiendo el ritmo de crecimiento interno de su propio cuerpo, como por ejemplo: tragar, chupar, andar, control de esfínteres, etc....
- Factores externos y ambientales. Son todos aquellos que actúan desde el exterior del niño. Los dividimos en dos grandes grupos: Factores sociales y factores culturales Aquí se incluirán todas las relaciones del niño con el exterior, sobre todo en su relación humana: padres, amigos, hermanos, etc.; pero también el medio económico, social y cultural.

Maduracion

Definimos la maduración como una serie continua de procesos orgánicos o de cambios en la organización interna del cuerpo. La maduración es común a todos los individuos y se efectúa independientemente de la experiencia y de la educación. La maduración es por lo tanto, el desarrollo del cuerpo humano en función de la edad del niño. La maduración del organismo se encarga de preparar al individuo para que sea capaz de integrar dentro de sí la acción de la experiencia y de la actividad.

Procesos de maduración

Se producen básicamente en el sistema nervioso central y en las vías nerviosas sensoriales y motoras. También tiene una importancia decisiva la maduración de las glándulas endocrinas, sobre todo en aquellos cambios físicos y mentales que se producen en la etapa de la pubertad (crecimiento acelerado, cambio de las formas del cuerpo, desarrollo de los genitales, desarrollo del vello por el cuerpo, etc...).

Importancia

Para demostrar prácticamente la importancia de la maduración ene le desarrollo del niño pondremos un ejemplo: para que un niño aprenda a controlar los hábitos de su limpieza corporal, como no orinarse ni ensuciarse encima, antes es necesario que las vías nerviosas que regulan la sensibilidad de los esfínteres hayan alcanzado su maduración.

Por mucho que la madre intente entrenar al niño a aprender ese hábito, si antes no ha existido la maduración de esta zona de su cuerpo el niño no podrá conseguir ese control.

Efectos de la maduración

Son muy importantes en los primeros meses y años de la vida del niño, puesto que entonces se produce la maduración del sistema nervioso central y de los sistemas: nerviosos sensoriales y neuromuscular, que lo preparan para estar dispuesto a recibir el aprendizaje de su conducta y adaptarse a su ambiente.

Aprendizaje

Básicamente, el aprendizaje es la adquisición de una forma de comportamiento nuevo de modo más o menos duradero que un entrenamiento particular al que sometemos al niño. El aprendizaje forma una serie de cambios de conducta que permiten al niño comprender mejor todo lo que le rodea y adaptarse al mundo en que vive. La motivación y el refuerzo son dos factores imrescindibles para lograr un buen aprendizaje

Motivación

Para que el aprendizaje se efectúe en el niño es importante que exista la motivación; es decir, si tiene la necesidad o el deseo de aprender algo es porque encuentra en ello algún beneficio o satisfacción.

Por ejemplo: el niño ensaya una y otra vez el aprendizaje de nuevas palabras e intenta perfeccionar su pronunciación porque así es entendido por los de más, y esto le permite comunicar mejor sus deseos y necesidades. Por tanto, ejercita el aprendizaje del lenguaje porque está motivado para entenderse con los que le rodean.

Refuerzo

Otro factor importante en el aprendizaje es el refuerzo; es decir, que cuando más satisfacciones o recompensas proporcione al niño un nuevo aprendizaje, éste tendrá tendencia a aprender más rápidamente y de forma más duradera.

Teoría "S-R"

El funcionamiento interno básico del aprendizaje se basa en la teoría "S-R".
El término "S" significa estímulo.
El término "R" significa respuesta.
El guión intermedio (-) significa una conexión o enlace entre ambos.

El comportamiento humano es considerado como un proceso entre los estímulos "S" que afectan al niño o al individuo en general y las respuestas "R" que éste da al mundo exterior a partir de los estímulos que recibe.

El aprendizaje actúa en esta relación estímulo – respuesta creando una respuesta o conducta nueva ante un determinado estímulo o modificando una conducta (respuesta) anterior. Por medio del aprendizaje damos respuestas mucho más perfectas, que satisfacen nuestras necesidades como individuo, mejoran nuestra adaptación al medio ambiente, humano, social, económico, geográfico, etc., en que vivimos.

TEMA 15

DESARROLLO PSICOLOGICO DEL LACTANTE

Introducción

Se plantea que el desarrollo psicológico es un proceso gradual y progresivo, que se caracteriza por una serie de transformaciones de la conducta, de la forma de pensar y de sentir, de la forma de interactuar con los demás y de la forma de relacionarse con el ambiente. Estas transformaciones se relacionan con la aparición de nuevas necesidades, intereses y motivos, con la adquisición de habilidades y conocimientos y con el uso cada vez más efectivo de la experiencia. Estos cambios se presentan en una secuencia ordenada y predecible. Existe cierta relación entre edad cronológica y aparición de los cambios. Esta relación es útil como dato normativo para detectar eventuales problemas, pero la exploración de la secuencia individual es esencial para comprender el problema y decidir las medidas de tratamiento y el manejo de la alteración. La velocidad del desarrollo desde la concepción del niño hasta su nacimiento es extremadamente rápida.

El desarrollo de habilidades sensorio-motoras y sociales desde el nacimiento hasta el año, es igualmente acelerada. El recién nacido tiene una organización biológica que posee los mecanismos básicos que le permiten adaptarse al violento cambio de ambiente que representa el nacimiento, pero es totalmente dependiente de lo que el contexto proporciona para su subsistencia. El recién nacido es una persona que manifiesta una actividad espontánea y una capacidad de reacción a la estimulación propia o ambiental.

Desarrollo psicomotor del lactante

Piaget plantea que el período que va desde el nacimiento hasta la aparición del lenguaje, es el período de la inteligencia sensoriomotriz. En este período, el niño va conociendo el mundo que lo rodea a través de percepciones y de movimientos o acciones.

Las principales adquisiciones del período sensoriomotriz son:
- Capacidad de coordinar e integrar información de los cinco sentidos para comprender que los datos se relacionan con el mismo objeto. Tiene que aprender que puede ver, escuchar y también tocar el mismo objeto.

- Capacidad de reconocer que el mundo es un lugar permanente, cuya existencia no depende del hecho de que el niño la perciba. Noción de permanencia del objeto.
- Capacidad de presentar un comportamiento encaminado hacia objetivos.

Nacimiento - 1 mes

El período que va desde el nacimiento hasta que el niño cumple un mes se caracteriza por:
- Adaptaciones vitales inestables.
- Ejercicio de los reflejos (Piaget). El niño tiene la tarea de consolidar, organizar estas estructuras que hereda para que le sean más funcionales.
- Estabilidad fisiológica a fines del período a través del establecimiento de: regularidad en la función respiratoria, constancia en la temperatura, mayor claridad en el ciclo sueño-vigilia
- Principio de la vida psíquica; vida ligada a lo fisiológico en la que discrimina entre placer-displacer. Establecido cierto equilibrio y lograda la capacidad de fijar la mirada, surgen nuevas necesidades.

Uno a cuatro meses

El período que va desde el mes hasta los cuatro meses se caracteriza por:
- Necesidad de contacto social.
- Sonrisa y vocalizaciones como respuesta a los gestos o a la conversación de la madre u otra persona.
- Origen de la afectividad (Freud): el incremento de interacción social aumenta la dependencia emocional del mundo que lo rodea. La emoción aparece ligada a otras personas y con carácter expresivo.
- Nuevo poder de explicación: con un mes de edad, sigue objetos con la mirada A los dos meses, intenta controlar la cabeza al ser sentado. A los tres meses, mantiene la cabeza erguida. A los cuatro meses, sigue objetos con la cabeza y levanta la cabeza y los hombros al ser sentado
- Comienza a desarrollar la capacidad de atención.
- Reacciones circulares primarias (Piaget): el niño comienza a ejercitar y coordinar conductas que en un principio eran reflejas, repite acciones relativas al propio cuerpo que descubre por casualidad.

Cinco a ocho meses

Ésta es una etapa de transición en la cual el niño:

- Intenta y se ejercita para lograr la coordinación entre la prehensión y la visión, función de gran importancia, pues permite al niño actuar sobre los objetos.
- A los 5 meses el niño: vuelve la cabeza hacia quien le habla Se sienta con leve apoyo.
- Reacciones circulares secundarias (Piaget): el niño repite conductas sobre objetos que en un principio descubre por casualidad.
- Al final de esta etapa de 7 meses el niño logra según Gesell cierta estabilidad afectivo-motora: controla el movimiento de la cabeza, del tronco, se sienta solo, combina el control de sus ojos y sus manos, aprende a interpretar las expresiones faciales, los gestos; juega solo por momentos o coopera en juegos.

Ocho a doce meses

Este período se caracteriza por:

- Avances importantes en el desarrollo psicomotor.
- El niño aprende a sentarse solo a los ocho meses.
- Pararse con apoyo a los nueve meses.
- Dar pasos de la mano a los doce meses.
- Utilizar el pulgar a los nueve meses.
- Tomar con pinza a los diez meses.

Avances en el desarrollo del lenguaje:

- El niño dice DA-DA a los ocho meses.
- Reacciona al NO a los diez meses.
- Dice al menos dos palabras a los doce meses.
- Entrega como respuesta a una orden a los doce meses.

En la medida que recibe respuesta, se refuerza su conducta; el niño repite y así perfecciona su aprendizaje.

Según Piaget, en esta etapa aparece la intencionalidad, se despierta una cierta conciencia de objeto, y el niño empieza a buscar el objeto escondido.

Formación del sentimiento de confianza básica. Hacia los 10 meses, el niño comienza a diferenciar claramente los conocidos y los desconocidos. Se apega mucho a su cuidador principal y teme a los extraños. Aparece la timidez frente a situaciones nuevas. Hacia el año el miedo disminuye, cuando la estabilidad familiar le da confianza

Doce a dieciocho meses

En el primer semestre del segundo año de vida, las características principales del desarrollo son:

- Exploración del medio ambiente.
- El niño mantiene su figura de apego como base segura.
- Reacciones circulares terciarias (Piaget). El niño se ejercita en juegos en que las cosas van y vuelven, repite juegos introduciendo variaciones, comienza a experimentar para descubrir, comienza a aprender por el método de ensayo y error, descubre nuevos medios para alcanzar sus objetivos.
- Comienza a ejercitar sus poderes, a afirmar su independencia. Hacia los 15 meses: da vueltas a las cosas, se saca los zapatos.
- Necesita ayuda constante, límites, si no está en un lugar seguro.

Dieciocho a veinticuatro meses

Cuando el niño cumple 18 meses, camina bien, corre, tira objetos. Las características principales de este período son:

- Comienzo de la representación mental (Piaget). El niño inventa nuevos métodos para lograr metas a través de coordinaciones mentales o procesos mentales internos. A fines de esta etapa, el niño logrará la noción de permanencia del objeto.
- Lenguaje comunicativo: el niño usa palabras para comunicar deseos, usa palabras sueltas sucesivas para relatar hechos. Conoce partes de su cuerpo
- Juego simbólico: el niño puede usar un objeto como significado de otro.
- Comienza a formarse un sentimiento de autonomía (Erickson). Comienza a diferenciarse. Es una etapa en que los niños tienden a angustiarse cuando se separan de su madre.

TEMA 16

EL DESARROLLO DE LA PERSONALIDAD EN EL NIÑO

Los tres primeros meses

Durante las primeras semanas de su existencia, el niño posee una vida vegetativa cuyo ritmo es marcado por la alimentación y el sueño. El "yo" no existe. Las teorías psicoanalíticas que acabamos de explicar admitían prácticamente la hipótesis de la existencia de un "yo" al nacer, pero hoy está en entredicho esta afirmación.

Podríamos decir que es únicamente el ELLO el componente de la personalidad que actúa en estas primeras semanas de la vida del niño. Estas primeras semanas, por otro lado, representan para el niño, desde el punto de vista biológico, una vida casi por completo vegetativa, comiendo y durmiendo a intervalos regulares. A estas reacciones primitivas, hay que añadir los reflejos del oído interno y el reflejo popular de contracción ante la luz, aunque no pueda fijar la mirada ni coordinar el movimiento de los ojos y el de los párpados.

Para el recién nacido hay, según parece, dos únicos estados psicofisiológicos, la satisfacción y la insatisfacción, que dependen de la respuesta a las necesidades esenciales de sueño y alimentación que antes hemos visto. La satisfacción viene dada por la quietud y el buen aspecto físico y la insatisfacción por la agitación, los gritos y los lloros.

La causa por la cual el recién nacido cesa en sus gritos y lloros al mecerlo para ser según las últimas teorías el resultado, más que de la presencia humana, de la influencia que el balanceo tiene sobre el oído interno y el equilibrio, creando una relajación del tono de todos los músculos. En estos tres meses de vida, el bebé depende por completo de un medio en el que él no interviene y cuya influencia soporta pasivamente.

Esto no significa que el bebé no necesite a su madre o, más genéricamente, a una persona que lo quiera y que se ocupe de él. Para el bebé que aparentemente sólo tiene esta vida vegetativa que hemos descrito, nada de lo que ocurre a su alrededor tiene significado para él, excepto el ser maternal, que con su presencia y su actitud se convierte en el único universo del bebé. Se establece como un modo especial de comunicación sutil e inconsciente entre el bebé y la madre que continuará prácticamente durante todo el periodo maternal hasta que el niño no tenga otro medio de comunicación: el lenguaje.

El intercambio madre – niño, en la fase anterior al lenguaje, tiene lugar constantemente sin que la madre, el niño o los que les rodean se den perfecta cuenta de lo que ocurre. La interacción afectiva precede a la evolución de todas las funciones que tomarán parte en el nivel superior y ulterior de la conciencia y que se diferenciarán a partir de esta relación fundamental.

Y es curioso constatar que el niño durante los primeros meses experimenta esta relación con el ser materno a pesar de su incapacidad para identificar la figura materna, o sea de, reconocerla a través de la percepción y de separarla del resto de objetos, del "mundo" que tiene ante él mismo como algo separado del medio que le rodea.

La primera sonrisa
Esta etapa, que se inicia normalmente hacia el tercer mes de vida, se ha identificado como la etapa de la primera sonrisa, porque es en ese momento, hacia el tercer mes de vida, cuando el bebé sonríe por primera vez ante la presencia de la madre. Sin embargo, los experimentos realizados con bebés de esta edad han llevado a la conclusión de que el bebé sonríe ante la figura humana que ve cara a cara y en movimiento y con mayor precisión ante una cierta forma constituida por una frente y unos ojos. Es decir, que la sonrisa no significa que el bebé haya identificado a su madre, significa que ha identificado al ser humano.

En experimentos efectuados por Spitz, puede verse como el bebé sonríe ante una máscara humana de cartón que está ante él y se mueve y que su sonrisa desaparece cuando la máscara se aleja o se pone de perfil. Este instante del desarrollo es muy importante, porque significa el primer movimiento positivo hacia el otro, el primer impulso de relación llamado sonrisa.

Al mismo tiempo, esta identificación, es decir, el discernimiento y la fijación de un modelo hará que el mismo se convierta en promotor de reacciones positivas. Y decimos modelo porque como hemos indicado el niño identifica el rostro humano, no una persona concreta. Por esto, reaccionará con una sonrisa o respuesta positiva ante cualquier rostro que vea ante él y que se mueva. Sólo a partir de los ocho meses, aproximadamente, alcanzará otro estadio de maduración que le permitirá identificar el rostro materno u otro conocido como formas diferenciadas entre las múltiples formas humanas que rodean al niño. El proceso de diferenciación que provocará la identificación concreta de la madre empieza a partir de los tres meses y es importante que haya una forma materna y sólo una.

De tres a ocho meses

En este periodo, se despierta la sensibilidad respecto a lo que es "exterior". El niño fija su atención y se distrae por cosas que ve u oye. Al mismo tiempo, aparece la sensibilidad de la piel y, junto a esta sensibilidad, la importancia de las manos de la madre junto con su rostro, de tal forma que el bebé se crea una forma materna que une las manos al rostro como si esto fuera lo único que existiera para él. La forma materna, el modelo, sería para él como una especie de pulpo, araña o cangrejo, que sólo tiene manos y rostro.

Desde el punto de vista motor, los reflejos pasan de ser parciales a ser globales y los reflejos localizados o defensivos son sustituidos por actitudes de conjunto coordinadas, que señalan emociones.

En el aspecto de desarrollo del sistema nervioso, esto significa que el cerebro medio "subcortical" ha alcanzado ya una cierta madurez y que se está iniciando lentamente la del sistema nervioso superior.

Como reacciones emocionales, el bebé tiene ya actitudes diferenciadas de alegría, placer, malestar, inquietud, cólera… y la risa y el llanto aparecen como los dos extremos de las reacciones afectivas.

Aún no funciona, sin embargo, ningún sistema de regulación o inhibición y los estímulos demasiado fuertes provocan con el bebé contracciones, espasmos y convulsiones frecuentemente.

Aún carece de la representación de su cuerpo (no sabe que su pie forma parte de él, por ejemplo) aunque manipule con sus manos y consiga cogerse el pie con las manos y llevárselo a la boca, lo cual es un síntoma de coordinación entre su percepción visual y sus funciones motoras.

Al llegar al octavo mes aproximadamente, el rostro materno aparece ante él como claramente diferenciado de los demás y la "angustia del octavo mes" surge porque el niño "desconoce", desde el punto de vista de los adultos, a otras personas que aparentemente antes le eran familiares. En realidad, lo que ocurría es que las conocía y en su fase de percepción anterior las confundía con el rostro materno.

A partir del octavo mes, se inicia una nueva etapa en el desarrollo infantil, en el que las relaciones con la madre pasan a un periodo afectivo – objetivo, y la madre es el centro del universo alrededor del cual gravitan todos los demás objetos, personas y situaciones.

Por otra parte, todos los impulsos del bebé buscan una satisfacción inmediata: el niño no sabe esperar ni tolerar. Espera de la madre la satisfacción sin demora y en este periodo especialmente la madre no debe frustrar al niño en lo que él espera de ella. Sólo la presencia de la madre protectora y tranquilizadora, permitirá al niño enfrentarse con los elementos nuevos que le inspiran temor.

De los ocho meses al año

En cuanto al esquema corporal, el niño se construye un primer esquema basado especialmente en la sensación de movimiento autónomo de sus manos y sus pies. El niño experimenta a finales del primer año un progreso esencialmente psicomotor y locomotor. La madurez de su sistema nervioso le permite dar sus primeros pasos, soltar lo que antes sólo era capaz de coger, etc. Estos primeros pasos, por lo que suponen la distancia llevan al niño a un cierta inquietud y no hay mejor modo de estimularle a andar que hacer que el niño se acerque_a la madre caminando.

Para finalizar este análisis de la evolución del niño en el primer año de vida diremos que la mayor parte de perturbaciones mentales que hasta hace poco se achacaban a la herencia son el resultado de la perturbación del equilibrio y del desarrollo del niño cuando la madre, por diversas razones, no puede crear con él la relación afectiva del primer año.

El segundo año

El papel de la madre en este periodo sigue siendo muy importante pero debe modificarse, pues es necesario para asegurar un desarrollo satisfactorio del niño, que la madre adopte actitudes algo diferentes para conducirlo hacia el siguiente periodo, que será el periodo familiar.

Al poner cierta distancia entre ella y el niño, la madre le ayuda a la formación del "no yo" es, decir, a diferenciar lo que es externo al niño y por tanto le ayuda a la formación del "YO".

Si la madre sigue siendo protectora, habrá perdido una verdadera oportunidad para que el niño siga un desarrollo sin perturbaciones.

Por otra parte, en la evolución del niño normal ya hay un factor importante para su desarrollo: la marcha. El poder desplazarse hacia donde quiere, aproximarse a tomar los objetos o alejarse, el vivir en definitiva una serie de experiencias de relación con el exterior, el niño construye su "YO" cuyo desarrollo se acelerará durante el segundo año hasta que por primera vez durante el tercer año dirá: YO. Al mismo tiempo, las experiencias que vive junto con las primeras impresiones del esquema corporal vertical y las primeras tomas de "espacio" contribuyen en conjunto a crear al niño la realidad.

En este momento en que empieza la iniciativa del niño en su actividad, es importante favorecer los mecanismos de inhibición. El adiestramiento con la inhibición durante el segundo año favorece la formación de los mecanismos de control. Las tres etapas de aprendizaje del control son: el aprendizaje del NO, el destete y la educación del aseo.

El aprendizaje del no

A ciertas iniciativas o movimientos del niño, la madre debe decir NO de forma que el niño llegue a fijarse en la madre para ver si dice NO antes de hacer determinadas cosas, y entonces suspender la acción. Al poco tiempo será el niño el que dirá NO y éste es un momento importante del desarrollo personal. La rotación de la cabeza y el decir NO es un comportamiento nuevo, expresivo, aprendido en este momento del desarrollo y únicamente posible entonces. Al mismo tiempo, se produce la desaparición del reflejo arcaico de rotación de la cabeza.

El destete

Actualmente, el destete tiene una importancia mucho menor que hace años pues se inicia mucho antes o incluso se reemplaza la lactancia materna por la artificial desde el nacimiento. De ahí que en estos momentos no pueda considerarse como un elemento importante de separación en la etapa que estamos estudiando.

En este caso, el niño debe aprender a contener su necesidad y lo hará para complacer a su madre, para recibir las señales de su satisfacción. Por tanto, la educación debe seguir la misma pausa que en la etapa anterior, debe realizarse en un clima de amor y seguridad.

Si en esta etapa que se ha denominado en términos psicoanalistas "la fase anal", se fijan complejos, éstos pueden originar comportamientos anormales de interés por las suciedades o por el acto de ensuciarse o conducir más tarde a complicaciones neuróticas.

Desde el punto de vista afectivo, la frustración que siente el niño por le relativo distanciamiento de la madre le sensibiliza para aceptar la frustración en general y el alejamiento de la madre respecto a él. Pero este periodo es por ello especialmente sensible al nacimiento de un hermanito pues el alejamiento de la madre siempre es vivido por el niño con una cierta inquietud y ésta se convierte en auténtica angustia cuando un pequeño intruso aparece a la vista del niño, "acapara a la madre" y le hace sentirse abandonado.

Para terminar, diremos que este primer periodo de la vida del niño, hasta los dos años es el que podemos calificar como FASE MATERNAL. En esta fase, el niño no necesita ningún nexo afectivo con el padre aunque, la costumbre de su presencia facilite el normal desarrollo de la fase posterior.

TEMA 17

PATOLOGÍAS

Enfermedades genéticas en pediatría

Las enfermedades genéticas corresponden a un grupo heterogéneo de afecciones que en su etiología presentan un significativo componente genético. Ello puede ser alguna alteración en un solo gen (monogénicas), en varios genes (multifactoriales) o en muchos genes (cromosomas). La alteración genética puede producir directamente la enfermedad (por ejemplo, el caso de la Hemofilia) o interactuar con factores ambientales (como por ejemplo, la predisposición genética en la etiología de la Hipertensión arterial). Cada vez se hace más difícil separar las afecciones de etiología ambiental de aquellas llamadas "genéticas puras". A modo de ejemplo, conviene recordar que para varias enfermedades típicamente ambientales, como infecciones bacterianas, parasitarias, virales, etc, recientemente se ha demostrado una susceptibilidad genética individual.

Clasificación de las enfermedades genéticas:
Enfermedades Monogénicas (Mendelianas)

En las Enfermedades Mendelianas, está alterado un sólo gen (o locus), de ahí su nombre de monogénicas y se heredan siguiendo los clásicos patrones mendelianos. Aproximadamente, el 1% de los niños nacidos vivos son fenotípicamente anormales debido a la mutación de un gen. Se han reconocido cerca de 5.000 desórdenes potenciales de un gen (Mendeliano) y se sospecha de muchos otros En la descripción de las enfermedades mendelianas se utiliza la siguiente nomenclatura básica:

> ➢ Genotipo: la constitución genética de un individuo con respecto a todo su complemento genético o respecto a un locus en particular.
> ➢ Fenotipo: las características observables de un individuo determinadas por su genotipo y el ambiente en que se desarrolla. En un sentido más limitado, corresponde a la expresión de algún(os) gen(es) en particular.
> ➢ Rasgo dominante: característica determinada por un alelo, que se expresa siempre al estado heterocigoto (2 alelos distintos) u homocigoto (2 alelos iguales).
> ➢ Rasgo recesivo: característica determinada por un alelo, la que sólo se manifiesta en estado homocigoto (2 alelos iguales).

- ➢ Alelos: formas alternativas de un mismo gen, cada uno con una secuencia de bases única.
- ➢ Locus - loci: lugar (es) cromosómico(s) ocupado(s) por un gen.
- ➢ Individuo homocigoto: individuo que tiene 2 alelos iguales, cada uno localizado en uno de los dos cromosomas homólogos.
- ➢ Individuo heterocigoto: individuo que tiene los 2 alelos distintos en los respectivos cromosomas homólogos. Tambien se denomina individuo portador.

Algunas afecciones monogénicas raras se concentran en ciertos grupos raciales y en aquellos grupos donde exista un alto grado de endogamia (consanguinidad), por lo que en estos grupos la frecuencia es mayor que en la población general. Por ejemplo, la Fibrosis Quística en la raza blanca, la Anemia de Células Falciformes en la raza negra, la Beta-talasemia en griegos e italianos, la alfa-talasemia en el Sud-Este asiático y la enfermedad de Tay-Sachs en judíos, son individualmente raras.

Enfermedades Multifactoriales
En las Enfermedades multifactoriales existen varios genes, ubicados en distintos cromosomas, de efecto fenotípico aditivo, no discernible individualmente) y una fuerte dependencia ambiental (multifactorial). Como ejemplo se tiene a las enfermedades comunes, tales como Diabetes, Hipertensión Arterial, Malformaciones Congénitas.

Aproximadamente un 1-2 % de neonatos que presentan alguna malformación congénita, poseen un complemento cromosómico normal y aparentemente no han sufrido mutación en el locus de un gen. En ellos, se supone que varios genes diferentes están comprometidos (herencia multifactorial). En esta categoría están incluídas la mayoría de las malformaciones limitadas a un solo órgano o sistema: hidrocefalia, anencefalia, espina bífida (defectos del tubo neural) hendiduras faciales (labio y paladar hendido), defectos cardíacos, estenosis pilórica, onfalocele, luxación de cadera, etc. Algunas de estas afecciones requieren de un umbral de expresión: sobre un determinado número de genes involucrados se presenta la afección, originada supuestamente por algún factor ambiental. Para el caso de algunos casos de defectos del tubo neural, además de los genes se ha logrado identificar al ácido fólico como un factor ambiental contribuyente en la aparición de tales defectos.

Enfermedades Cromosómicas

En las Enfermedades Cromosómicas, la alteración genética es de tal magnitud, que es posible visualizar el daño genético como una alteración en los cromosomas, ya sea en el número o en la estructura de algún cromosoma en particular. La alteración cromosómica habitualmente involucra a muchos genes. En general, alrededor de 1% de los nacidos vivos presenta alguna alteración cromosómica. Existen otros tipos de enfermedades genéticas que son más raras en las que el defecto genético se localiza en el ADN que poseen las mitocondrias, por lo que clínicamente exhiben una herencia de tipo materna.

Métodos diagnosticos de las afecciones geneticas

Se debe sospechar una afección genética frente a un niño "distinto", que se sale de las características físicas y de comportamiento habituales. Como por ejemplo, ante un niño que presente: bajo peso, pequeño para edad gestacional, hipotonía, malformaciones externas e internas, dismorfias, dificultad para alimentarse, vómitos, somnolencia, convulsiones, etc. Los pilares del diagnóstico de una afección genética son: la historia clínica, el examen físico y los exámenes de laboratorio.

Tratamiento y prevencion de enfermedades genéticas. Consejo Genético

Muchas enfermedades genéticas no tienen tratamiento definitivo o curativo. Los tratamientos, en general, son sintomáticos o paliativos. Sin embargo, el Consejo Genético, continúa siendo la etapa más importante en la prevención primaria. La asesoría genética, una vez validado el diagnóstico, se refiere a la entrega, por parte de especialistas, de información en cuanto a riesgos de recurrencia individuales y familiares, lo que incide en el pronóstico reproductivo a nivel individual y familiar.

Sindrome febril en pediatria

La fiebre es una respuesta adaptativa, utilizada por casi todos los vertebrados, como parte de la reacción de fase aguda de la respuesta inmune. Implica una compleja coordinación de fenómenos autonómicos, neuroendocrinos y conductuales. La respuesta febril puede ser provocada por una gran variedad de agentes infecciosos y otras condiciones no infecciosas que desencadenen la respuesta inflamatoria. Sus manifestaciones son estereotipadas e independientes de la causa. La manifestación cardinal de la fiebre es la elevación de la temperatura corporal en uno a cuatro grados

Celsius por sobre lo habitual. El mecanismo de esta elevación, parece ser un aumento en el punto de regulación del termostato de la temperatura corporal, ubicado en el área preóptica del hipotálamo.

Los mecanismos termorreguladores que se activan para mantener una temperatura más elevada, son los mismos que habitualmente utiliza el organismo para mantener la temperatura en condiciones normales cuando es expuesto a un ambiente frío. El más importante de estos es la redistribución del flujo sanguíneo desde la piel a los lechos vasculares más profundos de manera de disminuir la pérdida de calor por la piel.

Algunos fenómenos de termorregulación adicionales son componentes autonómicos, como disminución de la sudoración; endocrinos como disminución de la secreción de vasopresina, reduciendo el volumen de líquido corporal a ser calentado; y conductuales como disminución de la superficie corporal expuesta, búsqueda de ambiente más cálido, etc.

La elevación de la temperatura corporal en algunos grados puede aumentar la eficiencia de los macrófagos en destruir los microorganismos invasores, y además dificulta la replicación de varios microorganismos, otorgándole al sistema inmune una ventaja adaptativa. La naturaleza estereotipada de la respuesta febril, independiente de la enfermedad causal, ha llevado a diversos investigadores a plantear la hipótesis de que debería existir alguna sustancia endógena, secretada durante la inflamación, que produjera la respuesta febril. Hoy se conocen varios mediadores que participan en esta respuesta. La serie coordinada de sucesos que resultan en la aparición de fiebre comienza con la estimulación por los microorganismos, endotoxinas u otras sustancias exógenas del sistema monocito/macrófago, que sintetiza y libera citoquinas. Estas moléculas alcanzan el nivel hipotalámico, donde estimulan la síntesis de prostaglandina E2 (PGE2), hasta ahora conocida como la principal responsable en el cambio del nivel de regulación del hipotálamo (aumento del "set point" hipotalámico).

En Pediatría se define fiebre a la elevación de la temperatura corporal debida a un cambio en el "set- point" hipotalámico a valores de 38°C o más, medida en el área rectal. Se prefiere esta medición ya que es la más cercana a la temperatura real del núcleo; la temperatura de la piel (axilar, inguinal) es inexacta, por la dificultad en el procedimiento y su mayor dependencia a los cambios de la temperatura ambiental.

Hiperpirexia, es la elevación de la temperatura corporal, debida a fiebre, a valores de 41°C o más. Hipertermia, es la elevación de la temperatura corporal sin que medien cambios en el "set point" del centro termorregulador, se debe a alteraciones en la producción, aporte y/o eliminación de calor.

Temperaturas mayores de 5°C del valor habitual del individuo (41°C, 42°C) son riesgosas para la vida del individuo; en esos niveles se producen cambios metabólicos que incluyen cambios en la síntesis de ácidos nucleicos y proteínas, cambios en la permeabilidad celular y pH intracelular. En la práctica la complicación vital en humanos se relaciona a la depolarización, probablemente por depleción de potasio intracelular, del tejido excitable, incluyendo el sistema conductor cardíaco y cerebral. La mayoría de las muertes por hipertermia o hiperpirexia se deben a arritmias cardíacas. En pacientes que sobreviven, el daño cerebral residual se puede deber al efecto sinérgico de la hipertermia y la hipoxia ya que ambos producen un prolongado estado de depolarización, que aparentemente liberaría aminoácidos y neurotransmisores excitatorios en el cerebro, provocando la muerte neuronal excitotóxica.

El fenómeno fiebre es un signo de enfermedad que se presenta con una frecuencia relativamente alta en el niño. Constituye alrededor del 60% de los motivos de consulta en atención de morbilidad ambulatoria y en servicios de urgencia pediátrica. Habitualmente se debe a una patología de etiología infecciosa, la mayoría de las veces viral, banal y autolimitada y que no requiere de tratamiento específico (o no se dispone de él).

Como la fiebre y su cortejo sintomático, es lo más notorio, molesta al niño y alarma a los padres, por lo que éstos exigen del médico su tratamiento, pensando probablemente que el niño sanará con la normalización de la temperatura, o que la fiebre en sí es peligrosa, independiente de su cuantía o la enfermedad que la produce. Por otra parte existe una fuerte tendencia de los médicos y el equipo de salud en general a tratar la fiebre como una condición patológica anormal que debe ser corregida tan pronto como sea posible. Pero ¿debe ser tratada la fiebre? Las consideraciones con relación a los mecanismos fisiopatológicos de la fiebre indican que ésta es una respuesta fisiológica adaptativa normal y teóricamente sería beneficiosa para los mecanismos de defensa del individuo frente a las infecciones. Lamentablemente hay escasos estudios en humanos, al respecto. Ellos han sido hechos preferentemente en infecciones respiratorias altas y no muestran una diferencia dramática en la recuperación entre grupos en los que se administra antipiréticos y aquéllos a los que no se les administra.

Una conducta adecuada sería no tratar fiebres bajas (menos de 39°C), a menos que produzcan visibles molestias en el niño o que éste padezca de alguna condición basal que empeore o se descompense con el aumento de la temperatura corporal, como insuficiencia cardíaca, respiratoria, anemia severa, etc., de manera de no sacrificar la ventaja adaptativa del estado febril. En cambio, temperaturas altas sobre 40.5°C deben ser tratadas ya que, como ya se mencionó, aumentos de 5 o más grados por encima de la temperatura habitual, pueden producir cambios metabólicos severos y la muerte.

Cuando se decide tratar la fiebre como síntoma, se debe hacer con antipiréticos, la mayoría de los cuales son antiinflamatorios no esteroidales (AINE), cuyo mecanismo de acción final es de tipo antiprostaglandínico. De esta forma baja el nivel de regulación del "set-point" hipotalámico; desencadenándose así los mecanismos habituales de pérdida de calor. No deben aplicarse medidas físicas sin antes administrar un antipirético, pues los sensores periféricos detectarán una baja de la temperatura con relación al nivel al cual está regulando el hipotálamo y se desencadenarán los mecanismos de conservación y producción de calor y paradójicamente aumentará la temperatura corporal y el individuo sentirá mayores molestias. En el caso de la hipertermia, en cambio, los antipiréticos no tienen indicación alguna, y si serán útiles las medidas físicas.

La decisión de qué antipirético utilizar debe fundamentarse en su mecanismo de acción, efecto principal, farmacodinamia, efectividad, efectos secundarios y adversos. Como la mayoría de las veces el objetivo es disminuir la temperatura y las molestias del niño y en lo posible no alterar la respuesta inflamatoria periférica a menos que esta sea exagerada, se recomienda el acetaminofeno (paracetamol). Se absorbe rápidamente a nivel gástrico y a los 30 minutos de ingerido ya presenta niveles plasmáticos útiles; tiene acción preferentemente a nivel central y casi ninguna periférica; su acción es casi exclusivamente antipirética y analgésica y casi nula antiinflamatoria periférica. Su vida media es corta; la dosis útil y la dosis tóxica tienen una amplia diferencia; los efectos secundarios y adversos son poco frecuentes y habitualmente no severos. Se administra a dosis de 15 mg/kg/dosis hasta cada 4 horas.

Una alternativa es el ibuprofeno. Éste se absorbe a nivel gástrico, también en forma rápida y tiene vida media más larga que el acetaminofeno. Su acción es preferentemente periférica; por lo tanto tiene acción antiinflamatoria, antipirética y analgésica. Presenta efectos secundarios y adversos poco frecuentes pero más que el acetaminofeno. Como antipirético se recomienda administrarlo a dosis de 10 mg/kg/dosis c/8 horas, máximo c/6 horas (dosis máxima 40 mg/kg/día).

¿Cuáles son las causas del síndrome febril en el niño y las dificultades en su diagnóstico? Como se mencionó antes, el síntoma y signo fiebre es un motivo de consulta frecuente en Pediatría; el 100% de los niños lo presentará en algún momento de su vida.
Como se ha dicho, la mayoría de las veces la fiebre se debe a un proceso viral y de poca importancia, preferentemente infecciones respiratorias altas. Una proporción menor de niños tendrá una infección más específica, de gravedad variable, provocada por bacterias que se pueden localizar en diferentes órganos. En estos casos, habitualmente con una buena anamnesis, acucioso examen físico y ocasionalmente algún examen de laboratorio, el clínico puede localizar el foco de infección, proponer un diagnóstico e indicar el tratamiento adecuado (ej. otitis media aguda, otomastoiditis, neumonía, infección urinaria, artritis, meningitis, etc.).

Existe sin embargo un grupo de niños que consultan por fiebre, habitualmente alta, en que, a pesar de realizar una cuidadosa historia y detallado examen físico, el médico no puede determinar la causa de la fiebre. En tales casos, el paciente puede estar, sin embargo, sufriendo de una infección bacteriana severa o de una bacteremia que luego podría localizarse. esto es lo que se denomina "fiebre sin foco", que da cuenta de un 14% de las consultas por fiebre en niños menores de 2 años de vida.

Enfermedades infecciosas
Una enfermedad infecciosa es aquella que ha sido provocada por un microrganismo, en especial cuando se trata de bacterias, hongos, virus o priones. En el caso de otros agentes vivos patógenos (protozoos, parazos, etc), se habla de infestación.

Las enfermedades infecciosas se dividen en **transmisibles** y **no transmisibles**. Las **enfermedades infecciosas transmisibles** se pueden propagar directamente desde el individuo infectado, a través de la piel o membranas mucosas o, indirectamente, cuando la persona infecta contamina el aire por medio de su respiración, un objeto inanimado o un alimento.

En las **enfermedades infecciosas no transmisibles** el microorganismo no se contagia de un individuo a otro, sino que requiere unas circunstancias especiales, sean medioambientales, accidentales, etc., para su transmisión. En estos casos, las personas infectadas no transmiten la enfermedad.

Tipos de infecciones
Según el agente infeccioso sea una bacteria, un virus, un prion, un parásito o un hongo, se distinguen diferentes clases de infecciones.

Infecciones bacterianas:
- Erisipela.
- Escarlatina.
- Legionelosis.
- Neumonía.

Infecciones víricas:
- Dengue.
- Ébola.
- Gripe.
- Hanta.
- Hepatitis.
- Herpes.
- Mononucleosis.
- Parotiditis (paperas).
- Poliomielitis.
- Rabia.
- Rubéola.
- Sarampión.
- Tétanos.
- Varicela.
- Viruela (la única erradicada).

Infecciones parasitarias:
- Anisakiasis.
- Ascariasis.
- Filariasis.
- Tenia.
- Triquinosis.

Infecciones por hongos:
- Dermatofitosis.
- Candidiasis.
- Aspergilosis.
- Pitiriasis versicolor.
- Histoplasmosis.
- Esporotricosis.

Enfermedades priónicas:
- Enfermedad de Creutzfeldt-Jakob.
- Encefalopatía espongiforme bovina ("Mal de la Vaca Loca")
- Tembleque (o *Scrapie*)
- Insomnio familiar fatal.
- Kuru.

Las enfermedades infecciosas se caracterizan por la aparición de síntomas tales como fiebre, malestar general y decaimiento, toda enfermedad infecciosa pasa por tres etapas

1. Periodo de incubación
Tiempo comprendido entre la entrada del agente hasta la aparición de sus primeros síntomas. Aqui el patógeno se puede multiplicar y repartirse por sus zonas de ataque. Varia el tiempo dependiendo de la enfermedad.

2. Periodo de Desarrollo
Aparecen los síntomas característicos.

3. Convalecencia
Se vence a la enfermedad y el organismo se recupera.

Veamos algunas de origen vírico
La bronquiolitis
La bronquiolitis es una infección del pulmón que puede ser causada por varias clases de virus. Los niños menores de 2 años contraen esta enfermedad en el invierno y al comienzo de la primavera. La mayoría de los niños se enferman más o menos durante una semana y después se recuperan.

Síntomas
Nariz con mucha mucosidad y fiebre baja durante dos a tres días. Luego, es probable que el niño/a comience a toser, a respirar rápido y a tener sibilancias (hacer un sonido como un silbido de tono alto al respirar) durante otros dos o tres días.

Hay ciertas cosas que se pueden hacer mientras el niño/a está con bronquiolitis:

- Hacer que el niño/a tome líquidos. No hay que preocuparse si él o ella no se siente con ganas de tomar alimentos sólidos.
- Usar un vaporizador con agua fresca (no muy fría) en el cuarto mientras el niño/a está durmiendo.
- Dejar que el agua caliente corra en la ducha o en la tina para hacer que el baño se llene de vapor y sentarse ahí con el niño/a en caso de que esté tosiendo con fuerza y teniendo dificultad para respirar.
- Darle al niño/a acetaminofeno, si tiene fiebre. No darle aspirina. La aspirina se ha asociado con el síndrome de Reye, una enfermedad poco frecuente del cerebro y del hígado.

La conjuntivitis

La conjuntivitis, también conocida como "conjuntivitis aguda", es una inflamación de la conjuntiva del ojo. La conjuntiva es la membrana que recubre el interior del ojo y también una fina membrana que cubre el ojo.

¿Cuáles son las causas de la conjuntivitis?

Existen muchas causas diferentes de la conjuntivitis. A continuación, se enumeran las causas más comunes:

Las bacterias, incluyendo:
- Staphylococcus aureus.
- Haemophilus influenzae.
- Streptococcus pneumoniae.
- Neisseria gonorrhea.
- Chlamydia trachomatis.

Los virus, incluyendo:
- Los adenovirus.
- El virus del herpes.

¿Cuáles son los distintos tipos de conjuntivitis?

La conjuntivitis se divide normalmente en por lo menos dos categorías, la conjuntivitis del recién nacido y la conjuntivitis de la infancia, con causas y tratamientos diferentes para cada una de ellas.

Conjuntivitis del recién nacido

Las siguientes son las causas y opciones de tratamiento más comunes para la conjuntivitis del recién nacido:

Conjuntivitis química

Está relacionada con una irritación en el ojo como consecuencia de la administración de gotas para los ojos al recién nacido para ayudar a prevenir una infección bacteriana. Algunas veces, el recién nacido reacciona a las gotas y puede desarrollar una conjuntivitis química. Normalmente, los ojos están ligeramente rojos e inflamados, empezando unas horas después de haber administrado las gotas en los ojos, y dura de 24 a 36 horas solamente. Este tipo de conjuntivitis no requiere normalmente ningún tratamiento.

Conjuntivitis gonocócica

Está causada por una bacteria llamada Neisseria gonorrhea. Los recién nacidos contraen este tipo de conjuntivitis por el conducto a través del canal del parto de una madre infectada. Este tipo de conjuntivitis puede prevenirse con el uso de gotas para los ojos en los bebés en el momento de nacer. Los ojos del recién nacido normalmente están muy rojos, con un drenaje espeso e inflamación de los párpados. Este tipo normalmente comienza de 2 a 4 días después del nacimiento aproximadamente. El tratamiento de la conjuntivitis gonocócica normalmente incluye antibióticos a través de un catéter intravenoso.

Conjuntivitis de inclusión

Está causada por una infección de chlamydia trachomatis, adquirida al pasar a través del canal del parto de una madre infectada. Los síntomas incluyen un drenaje moderadamente espeso de los ojos, enrojecimiento de los ojos, inflamación de la conjuntiva e inflamación leve de los párpados. Este tipo normalmente comienza de 5 a 12 días después del nacimiento aproximadamente. El tratamiento normalmente incluye antibióticos orales.

Otras causas bacterianas

Después de la primera semana de vida, otras bacterias pueden ser la causa de conjuntivitis en el recién nacido. Los ojos pueden estar rojos e inflamados con algún drenaje. El tratamiento depende del tipo de bacteria que haya causado la infección. El tratamiento normalmente incluye gotas o pomadas antibióticas para los ojos, compresas templadas en el ojo y una higiene adecuada cuando se toquen los ojos infectados.

Conjuntivitis de la infancia

La conjuntivitis de la infancia es una inflamación de la conjuntiva y puede incluir también una infección. Es un problema muy común en los niños. También se ven grandes brotes epidémicos de conjuntivitis en las guarderías o escuelas. A continuación, se enumeran las causas más comunes de la conjuntivitis de la infancia:

- Las bacterias.
- Los virus.
- Las alergias.
- El herpes.

¿Cuáles son los síntomas de la conjuntivitis de la infancia?

A continuación, se enumeran los síntomas más comunes de la conjuntivitis de la infancia. Sin embargo, cada niño puede experimentarlos de una forma diferente. Los síntomas pueden incluir:

- Comezón, ojos irritados.
- Drenaje fluido y transparente.
- Estornudos y goteo nasal.
- Secreción fibrosa de los ojos.
- Drenaje verde y espeso.
- Infección del oído.
- Lesión con una apariencia costrosa.
- Los ojos amanecen pegados.
- Inflamación de los párpados.
- Enrojecimiento de la conjuntiva.
- Molestias cuando el niño mira la luz.
- Quemazón en los ojos.

Los síntomas de la conjuntivitis pueden parecerse a los de otras condiciones o problemas médicos.

¿Cómo se diagnostica la conjuntivitis?

La conjuntivitis se diagnostica normalmente basándose en una historia médica completa y un examen físico del ojoo. Normalmente no se requieren cultivos del drenaje del ojo, pero pueden realizarse para ayudar a confirmar la causa de la infección.

Tratamiento de la conjuntivitis

El tratamiento específico de la conjuntivitis será determinado por el médico basándose en lo siguiente:

- La edad del niño/a.
- Su estado general de salud y su historia médica.

- Lo avanzada que está la conjuntivitis.
- La tolerancia del niño/a a determinados medicamentos, procedimientos o terapias.
- Las expectativas para la trayectoria de la conjuntivitis.
- Su opinión o preferencia.

El tratamiento específico depende de la causa principal de la conjuntivitis.

Causas bacterianas
Se puede recetar gotas antibióticas para los ojos.

Causas víricas
La conjuntivitis vírica normalmente no requiere tratamiento. Se puede recetar gotas antibióticas para los ojos, para ayudar a disminuir la posibilidad de una infección secundaria.

Causas alérgicas
El tratamiento de la conjuntivitis causada por las alergias normalmente consiste en tratar las alergias. Se puede recetar medicamentos orales o gotas para los ojos para ayudar con las alergias.

Herpes
Si el niño/a tiene una infección ocular causada por una infección del virus herpes, se puede remitir a un especialista para el cuidado de los ojos. Al paciente se le pueden administrar medicamentos orales y gotas para los ojos. Éste es un tipo de infección más grave y puede provocar cicatrices en el ojo y pérdida de la vista. La infección puede transmitirse de un ojo a otro, o a otras personas, si se toca el ojo afectado o el drenaje del ojo. Es muy importante lavarse las manos correctamente. El drenaje del ojo es contagioso durante 24-48 horas después del comienzo del tratamiento.

El crup
El crup es una infección que hace que la tráquea (tubo aéreo) y la laringe (caja sonora) se hinchen. Por lo general es parte de un resfriado. Causa fiebre, ronquera y una tos perruna y seca. Además puede causar un sonido respiratorio rudo y de tono alto (llamado estridor) cuando el niño respira a través de la tráquea que se ha estrechado. El crup usualmente dura entre cinco y seis días. Los síntomas pueden ser peores en la noche. Los síntomas de crup con más frecuencia ocurren en niños entre uno y tres años de edad.

¿Qué se debe hacer si un niño/a tiene crup?

La mayoría de los niños con crup leve pueden ser tratados en casa. Para ello hay que procurar que el niño/a esté lo más cómodo posible. Hay que asegurarse de que descanse bastante y de que tome líquidos en abundancia. Cuando un niño/a tiene una tos cruposa es muy importante aumentar la cantidad de líquidos que toma. Por lo general no se recomiendan los medicamentos para la tos. Se le puede dar acetaminofeno para el malestar en el pecho o para el malestar por causa de la fiebre.

Si el niño/a tiene un ataque leve de estridor, hay que tratar que él o ella respiren aire húmedo. Esto se llama tratamiento con vapor. Se le puede dar tratamiento con vapor en casa en una de dos maneras:

- Hacer que respire a través de un paño húmedo y tibio que ha sido colocado sobre la nariz y la boca.
- Dejar correr el agua caliente en el baño con la puerta cerrada. Una vez que el baño se ha llenado de vapor o está empañado hacer que el niño/a se siente dentro de él durante diez minutos. A veces ayuda sacar al niño/a al aire libre durante diez minutos o a dar una vuelta en coche.

La encefalitis vírica

La **encefalitis vírica** es la **inflamación** (lesión de las células) del tejido cerebral a consecuencia de una infección por cualquiera de varios virus. Los **virus** son agentes infecciosos sumamente pequeños, diferentes de las bacterias y que no pueden vivir fuera de las células, y las infecciones que provocan no pueden tratarse con antibióticos.

En Estados Unidos el **virus del herpes simple tipo 1** es la causa más frecuente de esta enfermedad. Otros virus responsables incluyen los **arbovirus** (por ejemplo, el virus del Nilo occidental, que se transmite a través de la picadura de mosquitos, garrapatas y pulgas), otros virus del herpes y el virus de la rabia. En los casos graves, la encefalitis puede dar lugar a una disfunción neurológica persistente o la muerte. En el número de *JAMA* correspondiente al 27 de julio de 2005 se incluye un artículo que describe una encefalitis por el virus de la rabia en receptores de órganos trasplantados de un donante infectado.

Síntomas:

- Fiebre.
- Dolor de cabeza persistente.
- Náuseas y vómitos.
- Confusión o agitación.

- Somnolencia muy acusada.
- Debilidad, dificultades para andar, torpeza.
- Dificultades para hablar.
- Convulsiones.

Diagnóstico

Además de realizar la historia clínica y una exploración física completas, incluido un examen neurológico detallado, el médico puede solicitar análisis de sangre para examinar los posibles signos de una infección. También puede solicitar una **resonancia magnética** (**RM**, el uso de campos magnéticos para obtener imágenes del cuerpo) o una **tomografía computarizada** (**TC**, la utilización de rayos X computarizados para obtener imágenes del cuerpo) del cerebro para examinar la presencia de inflamación o de otras causas de los síntomas. Además, puede practicarle una **punción** lumbar para obtener una pequeña cantidad del líquido que baña el cerebro y la médula espinal, con la finalidad de analizarlo en busca de pruebas de inflamación y la presencia de virus específicos.

Tratamiento

Puede requerirse la hospitalización del paciente para instaurar diversas medidas de soporte, caso de la administración por vía intravenosa de líquidos suficientes y analgésicos para controlar el dolor. Si se determina la causa de la encefalitis y se cuenta con uno apropiado, se administran **fármacos antivíricos** (medicamentos cuya finalidad es destruir ciertos virus). En caso de persistir los déficits neurológicos, el médico puede enviarle a un fisioterapeuta y un terapeuta ocupacional, que le ayudarán a tratar estas disfunciones.

La gripe

La gripe es una enfermedad respiratoria contagiosa producida por los virus de la gripe. En la mayoría de los casos, la gripe produce una enfermedad leve, pero puede ser mucho más grave en las personas de alto riesgo. En algunos casos, puede ser mortal. La mejor manera de proteger a las personas en alto riesgo de sufrir complicaciones de salud es la vacunación.

¿Hay personas que tienen mayor riesgo de contraer gripe?

Entre las personas en alto riesgo de sufrir complicaciones graves de la gripe están los ancianos, los niños y los que tienen determinadas afecciones.

¿Cuáles son los síntomas?

- Fiebre (generalmente alta)
- Dolor de cabeza.
- Extremado cansancio.
- Tos seca.
- Dolor de garganta.
- Moqueo o congestión de nariz.
- Dolores musculares.
- Síntomas gastrointestinales, como náusea, vómitos y diarrea son más frecuentes en los niños que en los adultos.

¿Cuáles son las complicaciones?

Podemos mencionar, entre otras, neumonía bacteriana, deshidratación y empeoramiento de las afecciones crónicas como insuficiencia cardiaca congestiva, asma o diabetes. Los niños pueden contraer afecciones sinusales e infecciones de oídos.

¿Cómo se contagia?

Se transmite a través de gotas de la secreción de nariz y garganta que se producen al toser o estornudar. Generalmente, se transmite de persona a persona, pero también puede ocurrir que la persona se infecte al tocar un objeto contaminado con el virus y a continuación se toque la boca o la nariz.

¿Cuándo es el período de contagio y cuánto dura?

El período de contagio del adulto puede comenzar el día antes de la aparición de los síntomas y durar hasta una semana después de contraer la enfermedad. Esto significa que se puede contagiar a otra persona sin saber que uno está enfermo, y también durante la enfermedad.

¿Quiénes deben vacunarse?

- Los niños entre 6 y 59 meses de edad
- Las personas mayores de 65 años
- Las personas entre 2 y 64 años que sufren afecciones crónicas subyacentes
- Las mujeres que estén embarazadas durante la temporada de gripe
- Los residentes de residencias e instituciones de cuidado a largo plazo
- Los niños de 6 meses a 18 años que reciben terapia a largo plazo con aspirina
- Los trabajadores del área de salud que están en contacto directo con pacientes

- Los profesionales de la salud que no trabajan en domicilio, y los contactos domésticos de los menores de 6 meses.

Estas son las personas que tienen alto riesgo de contraer complicaciones graves de la gripe, o que están en contacto con personas en alto riesgo de contraerlas.

¿Quiénes no deberían vacunarse?
- Las personas muy alérgicas al huevo de gallina.
- Las personas que tuvieron una reacción intensa a la vacuna contra la gripe
- Las personas que han desarrollado el síndrome Guillain-Barre (GBS) seis semanas después de haber sido vacunado para la gripe.
- Los menores de 6 meses
- Las personas que tienen alguna enfermedad que produce fiebre. (Estas personas se pueden vacunar cuando los síntomas disminuyen.)

¿Cuál es la diferencia entre el resfriado y la gripe?
La gripe y el resfriado ordinario son dos enfermedades respiratorias, pero provocadas por distintos virus. Al tener muchos síntomas en común, puede ser difícil (si no imposible) establecer la diferencia basándose solamente en los síntomas. Para diagnosticar gripea, se pueden hacer pruebas especiales que se deben realizar durante los primeros días de la enfermedad, en caso de necesidad.

¿Cuáles son los síntomas de la gripe que la distinguen del resfriado?
En general, la gripe es peor que el resfriado, con síntomas como fiebre, dolores corporales, extremado cansancio y tos seca más habituales e intensos. El resfriado suele ser más leve que la gripe. Las personas resfriadas suelen tener moqueo y congestión de nariz más que las que tienen gripe. En general, el resfriado no produce complicaciones graves de la salud, como neumonía, infecciones bacterianas o necesidad de hospitalización.

¿Cómo se previene la gripe?
Sin duda alguna, el método más simple de prevención es la vacuna contra la gripe. A las dos semanas de la vacunación, el organismo crea anticuerpos protectores contra la infección por el virus de la gripe. El resto de la población que no se vacune, debe ser cuidadosa en la higiene, lavarse las manos con frecuencia, cubrirse la boca y la

nariz al toser y estornudar, y no asistir al trabajo ni a la escuela durante la enfermedad.

La hepatitis viral

La Hepatitis Viral es una infección del hígado que puede afectar a cualquier persona no importa su raza, edad, género u orientación sexual.

La Hepatitis A (HAV)

La infección de la Hepatitis A puede causar malestares similares a los de la gripe, incluyendo ictericia (ojos y piel amarillos), náusea, vómito, cansancio, pérdida de apetito, dolor abdominal o diarrea. Estos síntomas pueden durar de tres a cuatro semanas, pero pueden persistir hasta seis meses. La mayoría de los pacientes se recuperan sin consecuencias serias para su salud. Los síntomas son más severos en adultos que en niños, que por lo regular no presentan síntomas. Usualmente el contagio de la hepatitis A se produce por tomar agua o comer comida contaminada con materia fecal que contiene el virus.

La Hepatitis B (HBV)

La infección de la hepatitis B puede causar síntomas similares a los de la hepatitis A. La mayoría de las personas combaten el virus solos, sin ayuda medica. 5% de los casos resultan en la enfermedad crónica del hígado (tener el virus por más de seis meses), pueden causar cirrosis (cicatrización del hígado), cáncer del hígado e insuficiencia hepática, resultado en un promedio de seis mil muertes al año. La hepatitis B se transmite a través de la sangre o fluidos corporales infectados.

La Hepatitis C (HCV)

El 85% de personas que se infectan con el virus de la hepatitis C desarrollan infección crónica. Por lo regular la hepatitis C no causa síntomas hasta que el hígado se ha dañado. Eso puede pasar después de muchos años de haber tenido la infección. La HCV también puede causar cirrosis, cáncer del hígado e insuficiencia hepática Las vacunas pueden evitar la diseminación de algunos virus de la hepatitis. Las vacunas contra la hepatitis A y B pueden dar protección a largo plazo. Desafortunadamente, no hay vacuna para la hepatitis C.

La Vacuna para la hepatitis A

La vacuna para la hepatitis A se recomienda en personas mayores de los dos años que:

Viajan a países con alta incidencia en hepatitis A (México, el Caribe, Centro y Sudamérica, Africa, el Medio Oriente, Este de Europa, Costa del Mediterráneo y algunas partes de Asia). Son niños que viven en comunidades con alta incidencia o donde hay brotes regulares. Tienen enfermedad crónica del hígado, incluyendo la infección de la hepatitis B y la hepatitis C. En estos pacientes, la hepatitis A causa daños al hígado que puede ser mortal.

La vacuna contra la hepatitis A se da en dos dosis, en intervalos de 6 y 18 meses, y tarda 30 días en adquirir inmunidad. Para aquellos que ya han estado expuestos al virus se recomienda inmunoglobulina, que puede reducir el riesgo y el grado de infección si se administra dentro de los 14 días de haber sido contagiado.

La Vacuna para la Hepatitis B

Esta vacuna se recomienda rutinariamente en los niños como parte de su programa de vacunación. Como la vacuna no se administraba rutinariamente hasta 1991, los niños que nacieron antes de esta fecha pueden no estar vacunados. Por eso los expertos recomiendan que se vacunen todos los niños hasta la edad de 18 años si no lo han hecho.

Los expertos también recomiendan la vacunación para:
- Bebés que han nacido de una madre infectada con hepatitis B.
- Personas con infección crónica del hígado, incluyendo con hepatitis C.
- Personas que tienen relaciones sexuales con múltiples parejas.
- Personas que están expuestas a sangre en el trabajo incluyendo trabajadores al cuidado de la salud y en servicios de emergencia.

Meningitis

La meningitis es una infección que causa inflamación de las membranas que cubren el cerebro y la médula espinal. La meningitis no bacteriana con frecuencia es denominada "meningitis aséptica", mientras que la meningitis bacteriana se puede denominar "meningitis purulenta".

Los órganos del sistema nervioso central (cerebro y médula espinal) están cubiertos por tes capas de tejido conectivo llamadas meninges, las cuales están conformadas por la pia madre (la más cercana a las estructuras del SNC), la duramadre y la aracnoides (las más alejadas del SNC). Las meninges protegen los vasos sanguíneos y contienen líquido cefalorraquídeo. Estas son las estructuras involucradas en la meningitis, o inflamación de las meninges, que de tornarse severa puede convertirse en encefalitis, una inflamación del cerebro.

Causas, incidencia y factores de riesgo

Las causas más comunes de la meningitis son las infecciones virales que generalmente resuelven sin tratamiento. Sin embargo, las infecciones bacterianas de las meninges son enfermedades extremadamente graves y pueden producir la muerte o daño cerebral aún si se tratan. La meningitis también es causada por hongos, irritación química, alergias a medicamentos y tumores.

Los tipos de meningitis son, entre otros:

- Meningitis criptocócica
- Meningitis sifilítica aséptica
- Meningitis meningocócica
- Meningitis neumocócica
- Meningitis estafilocócica
- Meningitis tuberculosa
- Meningitis aséptica
- Meningitis por gramnegativos
- Meningitis carcinomatosa (meningitis debida al cáncer)

La meningitis bacteriana aguda es una verdadera emergencia médica y requiere tratamiento de hospitalización inmediato. Las cepas de bacterias que causan la meningitis incluyen Streptococcus pneumoniae, Haemophilus influenzae, Neisseria meningitidis (meningococo), Listeria monocytogenes y muchos otros tipos de bacterias.

La meningitis viral es más moderada y más frecuente que la meningitis bacteriana. Generalmente se desarrolla al final del verano y comienzo del otoño. Con frecuencia afecta a los niños y los adultos menores de 30 años. El 70% de las infecciones se presentan en niños menores de 5 años. La mayoría de los casos de meningitis viral está asociada con los enterovirus, que son virus que comúnmente causan enfermedad intestinal.

Sin embargo, muchos otros tipos de virus también pueden producir la meningitis. Por ejemplo, la meningitis viral puede presentarse como una complicación en personas con herpes genital. Recientemente, el virus del Nilo Occidental, que se disemina por medio de las picaduras de mosquitos, se ha convertido en una causa de meningitis viral en algunos paises. Aparte de causar meningitis viral, el virus del Nilo

Occidental puede causar encefalitis en algunos pacientes y un síndrome similar a la polio en otros.

Síntomas:
- Fiebre y escalofríos.
- Dolor de cabeza intenso.
- Náuseas y vómitos.
- Cuello rígido (meningismo)
- Sensibilidad a la luz (fotofobia)
- Alteración del estado mental.

Uno de los síntomas físicamente demostrables de la meningitis es el signo de Brudzinski. La rigidez severa del cuello produce que las rodillas y cadera del paciente se flexionen cuando se flexiona el cuello.

Otro de los síntomas físicamente demostrables de la meningitis es el signo de Kernig. Cierta rigidez de los tendones de la corva produce incapacidad para enderezar la pierna cuando se flexiona la cadera a 90 grados.

Los síntomas adicionales que pueden estar asociados con esta enfermedad son:
- Disminución del estado de conciencia.
- Respiración rápida.
- Inquietud.
- Opistótonos (rigidez significativa del cuello, que produce finalmente una posición arqueada característica que se observa en lactantes y niños pequeños)
- Fontanelas abultadas (las regiones blandas del cráneo del bebé pueden abultarse)
- Alimentación deficiente o irritabilidad en niños.

La meningitis es una causa importante de fiebre en los neonatos, por lo que con frecuencia se le practica una punción lumbar a los que presentan fiebre de origen incierto.

Signos y exámenes
Punción lumbar con medición de la glucosa en el LCR (Líquido cefalorraquídeo) y conteo celular en LCR
Tinción de Gram y cultivo de LCR
Radiografía de tórax para buscar otros sitios de infección

Tomografía computerizada de la cabeza para identificar la presencia de hidrocefalia, abscesos o edema profundo

La punción lumbar o punción espinal es un procedimiento utilizado para recolectar líquido cefalorraquídeo para determinar la presencia de una enfermedad o lesión. Se inserta una aguja en la parte inferior de la columna vertebral, generalmente entre la tercera y cuarta vértebra lumbar, y una vez que la aguja está en el lugar correcto en el espacio subaracnoideo (espacio entre la médula espinal y su cobertura, las meninges), se pueden medir las presiones y recolectar líquido para evaluarlo.

Tratamiento
Para tratar la meningitis bacteriana, se prescriben antibióticos según el organismo infeccioso. Estos medicamentos, sin embargo, no son eficaces para el tratamiento de la meningitis viral. El tratamiento de los síntomas secundarios como el edema cerebral, el shock y las convulsiones requieren otros medicamentos y la administración de líquidos intravenosos. En algunos casos, podría ser necesario la hospitalización del paciente según la gravedad de la enfermedad y el tipo de tratamiento que se requiera.

Expectativas (pronóstico)
El diagnóstico y el tratamiento oportunos de la meningitis bacteriana son esenciales para prevenir lesiones neurológicas permanentes. Generalmente, la meningitis viral no es una enfermedad grave y sus síntomas deben desaparecer en el término de dos semanas sin complicaciones residuales.

Complicaciones:
- Pérdida de audición o sordera.
- Daño cerebral.
- Pérdida de visión.
- Hidrocefalia.

Situaciones que requieren asistencia médica
Se debe buscar asistencia médica inmediata si se presume que alguien presenta síntomas indicadores de meningitis. El tratamiento oportuno es la clave para obtener buenos resultados.

Prevención
La vacuna contra el Haemophilus (vacuna HiB) en los niños ayuda a prevenir un tipo de meningitis.

La vacuna antineumocócica conjugada es ahora un procedimiento de inmunización de rutina en los niños y es muy eficaz para prevenir la meningitis neumocócica Es altamente recomendable que los contactos domésticos y las personas muy cercanas al paciente con meningitis meningocócica reciban tratamiento antibiótico preventivo para evitar infectarse.

Paperas (parotiditis infecciosa)

La enfermedad llamada paperas ó parotiditis es causada por un virus que cause fiebre, hinchazón y dolor de una ó más de las glándulas salivales.

¿Quién adquiere paperas?

La gente que no recibe la vacuna de las paperas son las más probables de adquirir esta enfermedad. El riesgo más grande de padecer la infección ocurre entre los niños mayores, adolescentes y adultos. Las paperas son más comunes durante el invierno y la primavera.

¿Cómo se transmiten las paperas?

Las paperas son transmitidas por el contacto directo con saliva y descargas de la nariz y la garganta de personas infectadas.

¿Cuáles son los síntomas de las paperas?

Los síntomas de las paperas incluyen fiebre, hinchazón y dolor de una ó más de las glándulas salivales, generalmente la glándula parótida (situada por debajo y al frente del oído). Cerca de una mitad de gente infectada no tiene ningún síntoma.

Después de contraer la infección, ¿cuándo aparecen los síntomas?

Los síntomas aparecen generalmente en el plazo de 18 días después de la exposición, pero pueden aparecer en cualquier momento en el plazo de 12 a 25 días.

¿Qué complicaciones se han asociado a las paperas?

Hinchazón de los testículos ocurre en 20-30% de varones infectados. Las paperas pueden causar desórdenes del sistema nervioso central tales como encefalitis (inflamación del cerebro) y meningitis (inflamación de la cubierta del cerebro y de la columna espinal). Otras complicaciones incluyen artritis, implicación del riñón, inflamación de la glándula tiroides, los pechos y sordera.

¿Cuándo y durante cuánto tiempo es una persona capaz de transmitir las paperas?

Las paperas son contagiosas desde siete días antes y hasta nueve días después del inicio de los síntomas. Una persona es más contagiosa 48 horas antes de que los síntomas comiencen.

¿El padecer la infección de las paperas hace a una persona inmune?

Sí. La inmunidad adquirida después de contraer la enfermedad es generalmente permanente.

¿Hay una vacuna para las paperas?

Sí. La vacuna de las paperas se debe administrar durante ó después del primer cumpleaños del niño y se administra generalmente junto con la del sarampión y la rubeola. Una segunda dosis se recomienda otra vez conjuntamente con la del sarampión y la de la rubeola a los 4-6 años de edad.

¿Qué se puede hacer para prevenir la transmisión de las paperas?

La medida de control más eficaz es la de mantener el nivel más alto posible de inmunización en la comunidad. Los niños con paperas no deben ir a la escuela y los adultos no deben trabajar mientras que sean contagiosos

Poliomielitis

La poliomielitis es una enfermedad viral que puede afectar el sistema nervioso central. Gracias a la gran distribución de la inmunización contra la poliomielitis, esta enfermedad ocurre sólo en contadas ocasiones.

¿Quiénes contraen la poliomielitis?

La poliomielitis es más común entre bebés y niños pequeños y ocurre en condiciones precarias de higiene. Sin embargo, la parálisis es más común y severa cuando la infección afecta a personas de mayor edad. En ocasiones cada vez más raras, la vacuna oral contra la poliomielitis ha causado poliomielitis paralítica a quien recibió la vacuna o en quien estuvo en estrecho contacto con una persona que había recibido la vacuna.

¿Cómo se contagia la poliomielitis?

La poliomielitis se contagia principalmente a través de las heces.

¿Cuáles son los síntomas de la poliomielitis?

La infección varía en gravedad desde una infección asintomática hasta una enfermedad paralítica que puede causar la muerte. Los síntomas incluyen fiebre, malestar general, dolor de cabeza, náuseas y vómitos, dolores musculares intensos y rigidez del cuello y la espalda.

¿Cuándo aparecen los síntomas?

El período de incubación generalmente es de seis a 20 días para los casos de parálisis, con un rango entre tres y 35 días.

¿Cuándo y durante cuánto tiempo puede una persona contagiar la polio?

Los pacientes son más infecciosos entre siete y 10 días antes y después de la aparición de los síntomas. Sin embargo, los pacientes son potencialmente contagiosos mientras el virus esté presente en su garganta y en sus heces. El virus se mantiene en la garganta durante aproximadamente una semana después del inicio de la enfermedad y es excretado en las heces durante varias semanas o en ocasiones meses.

¿Una infección previa con polio hace que la persona sea inmune?

Existen tres tipos de virus de la polio. La inmunidad permanente suele depender del tipo de virus que contrajo la persona. Un segundo ataque de polio es poco probable y sólo se produciría por una infección con un virus de la polio de un tipo diferente al del primer ataque.

¿Cuál es el tratamiento para la polio?

Actualmente no existe una cura para la polio. El tratamiento incluye cuidados de apoyo.

¿Cuáles son las complicaciones asociadas a la polio?

Una de las complicaciones es la parálisis (por lo general de las piernas). La parálisis de los músculos que intervienen en la respiración y en el proceso de deglución puede ser fatal.

¿Existe una vacuna para la polio?

Existen dos tipos de vacunas contra la polio: la vacuna oral polio trivalente (VOPT) y la vacuna polio inactivada (VPI).

¿Cómo se puede prevenir la poliomielitis?

La medida preventiva más efectiva es mantener niveles altos de inmunización contra la polio en la comunidad.

Rubéola

A pesar de que en ocasiones se hace referencia a esta enfermedad como sarampión alemán o sarampión de los 3 días, la rubéola no está causada por el mismo virus que origina el sarampión. Se trata de una enfermedad muy contagiosa que se transmite a través del aire o por contacto íntimo con una persona infectada. Si una mujer embarazada contrae la rubéola, el feto en desarrollo experimentará problemas graves (síndrome de la rubéola congénita). Es preciso que las mujeres que desean quedar embarazadas consulten a su médico para asegurarse de que han sido vacunadas frente a la rubéola.

La infección por el virus de la rubéola suele conferir una protección permanente al individuo frente a una nueva infección. En general la rubéola es una enfermedad leve –ningún tratamiento acortará su curso, aunque algunos síntomas se alivian con reposo en cama y paracetamol.

Los síntomas pueden ser inexistentes o incluir:

- Fiebre de bajo grado y cefaleas.
- Inflamación y dolor en los ganglios linfáticos localizados en la base del cráneo, la nuca y detrás de las orejas.
- Dolor articular.
- Congestión nasal.
- Ojos rojos y llorosos.
- Exantema de color rosado localizado en cara, cuerpo, brazos y piernas (puede presentarse antes o después del desarrollo de los otros síntomas).

La rubéola es más peligrosa para el feto desde la concepción hasta los 6 primeros meses de embarazo y puede originar el síndrome de la rubéola congénita, con capacidad de afectar a todos los órganos del feto o de dar lugar a parto prematuro o muerte fetal. Las características de este síndrome incluyen:

- Sordera.
- Defectos cardíacos.
- Cataratas y otros defectos oculares.
- Cabeza anormalmente pequeña.
- Retraso mental.

No se dispone de un tratamiento específico para el síndrome de la rubéola congénita, y por esta razón es tan importante su prevención mediante la vacunación. Los niños con múltiples problemas relacionados con el síndrome requieren un tratamiento precoz a partir de un equipo de expertos médicos.

El sarampión

Es una enfermedad aguda, caracterizada por fiebre alta, tos, coriza, conjuntivitis, y exantema máculo papular que se inicia alrededor de los pabellones auriculares y en el borde de implantación del pelo, extendiéndose en forma centrífuga para hacerse luego confluente. El exantema no es pruriginoso, dura alrededor de 4 a 7 días y se descama en láminas finas. Las manchas de Koplik corresponden al enantema patognomónico formado por pequeñas pápulas blanco azuladas con aspecto de granos de arena, ubicadas en la mucosa adyacente al 2° molar superior. Estas lesiones preceden al exantema y desaparecen al segundo o tercer día de su establecimiento. Los síntomas generales que son intensos al inicio de la enfermedad defervescen hacia el tercer día del exantema. Las complicaciones más frecuentes son las respiratorias, como bronconeumonía, laringitis, otitis media de origen viral o bacteriano (sobreinfección). El sistema nervioso central puede verse comprometido en la fase aguda de la enfermedad con encefalitis, o años después, con una panencefalitis esclerosante subaguda en que hay una degeneración del sistema nervioso central manifestada clínicamente por deterioro intelectual, cambios de conducta y convulsiones. Este raro fenómeno es consecuencia de la persistencia de infección viral, que se produce años después de la infección original.

Epidemiología: el sarampión se transmite por contacto directo y respiratorio con un paciente que está finalizando su etapa prodrómica o está en los primeros 4 días del exantema. El período de incubación es de 8 a 12 días. El programa de vacunación contra sarampión ha reducido en forma drástica los casos de la enfermedad (vacuna trivírica, compuesta de sarampión, rubéola y paperas a los 12 meses). Sin embargo, ocasionalmente ocurren pequeños brotes entre aquellos individuos en que la vacuna no logró desencadenar una respuesta inmune suficiente; esto se observa en aproximadamente el 5% de los que recibieron sólo una dosis a los 12 meses. El fracaso primario a la vacuna con dos dosis después de esta edad es excepcional.

Diagnóstico: es fundamentalmente clínico y debería confirmarse con determinación de anticuerpos específicos IgM para Sarampión por las implicancias epidemiológicas que tiene su diagnóstico.

Aislamiento del paciente hospitalizado: aislamiento de contacto y respiratorio por los primeros cuatro días del exantema si el paciente es inmunocompetente o por toda la hospitalización si es inmunodeprimido. Los pacientes con panencefalitis esclerosante no son contagiosos.

Tratamiento: sintomático. Se recomienda usar vitamina A 400.000 U por vía oral, especialmente en aquellos individuos que tienen alguna manifestación de deficiencia de ella o son del grupo de riesgo, como los lactantes y los inmunodeprimidos, que evolucionan con complicaciones y mayor morbimortalidad.

¿Quiénes contraen el sarampión?

Aunque el sarampión generalmente se considera una enfermedad infantil, se puede contraer a cualquier edad. En años recientes, los brotes han ocurrido principalmente en estudiantes de escuela secundaria y universitaria, que no habían sido vacunados o que hubieran recibido sólo una dosis de la vacuna contra el sarampión.

¿Cómo se contagia el sarampión?

El sarampión se contagia a través del contacto directo con las secreciones nasales o de la garganta de personas infectadas, o con menor frecuencia, a través de la transmisión aérea. El sarampión es una de las enfermedades más contagiosas.

¿Cuáles son los síntomas del sarampión?

Los síntomas del sarampión aparecen generalmente en dos etapas. En la primera etapa, la persona podrá presentar flujo nasal, tos y fiebre baja. Puede haber enrojecimiento de los ojos y sensibilidad a la luz y fiebre que aumenta día a día. La segunda etapa comienza entre tercer y el séptimo día y consiste en una temperatura de 38 o más grados y una erupción rojiza y llena de manchas que dura de cuatro a siete días. En general, la erupción comienza en el rostro y luego se disemina por todo el cuerpo. También pueden aparecer manchas de Koplik (pequeños puntos blancos) en las encías y la parte interior de las mejillas.

¿Cuándo aparecen los síntomas?

En general, los síntomas aparecen entre 10-12 días, aunque pueden aparecer entre siete y 18 días después de la exposición.

¿Cuándo y durante cuánto tiempo puede una persona contagiar el sarampión?

Una persona puede contagiar el sarampión desde cinco días antes hasta cinco días después de la aparición de la erupción.

¿Una infección previa hace que la persona sea inmune?

Sí. Se adquiere inmunidad permanente después de haber contraído la enfermedad.

¿Cuál es el tratamiento para el sarampión?

No existe un tratamiento específico para el sarampión.

¿Cuáles son las complicaciones asociadas al sarampión?

La neumonía ocurre en hasta el seis por ciento de los casos y es responsable del sesenta por ciento de las muertes atribuidas al sarampión. También puede ocurrir encefalitis (inflamación del cerebro). Otras complicaciones incluyen infecciones del oído medio y convulsiones. El sarampión es más grave en bebés y adultos.

La varicela

La varicela es una enfermedad altamente contagiosa, provocada por el virus de la varicela, un miembro de la familia del virus del herpes. En los países con estaciones, la varicela ocurre con mayor frecuencia en el invierno y a principios de la primavera.

¿Quiénes contraen la varicela?

Casi todas las personas que no hayan sido vacunadas, adquirirán la varicela en algún momento antes de la edad adulta. Se espera que los casos disminuyan a medida que aumenten los niveles de vacunación.

¿Cómo se contagia la varicela?

La varicela se transmite a los demás a través del contacto directo entre personas, por partículas o presencia en el aire de secreciones de la nariz o garganta de una persona infectada o indirectamente, a través del contacto con artículos recién contaminados por secreciones de lesiones de una persona infectada. Las costras en sí no son consideradas infecciosas.

¿Cuáles son los síntomas de la varicela?

Los síntomas iniciales de la varicela incluyen la aparición repentina de fiebre baja y sensación de cansancio y debilidad. Pronto después aparece un brote pruriginoso en forma de ampollas. Con el tiempo, las ampollas se secan y forman una costra. Las ampollas suelen ser más comunes en las partes cubiertas del cuerpo que en las expuestas. Pueden surgir en el cuero cabelludo, las axilas, el tronco y hasta en los párpados y en la boca. En los niños ocasionalmente se presentan infecciones leves o no evidentes. La enfermedad suele ser más grave en los adultos que en los niños.

¿Cuándo aparecen los síntomas?

En general, los síntomas aparecen entre 14 y 16 días (rango de 10-21 días) después de la exposición a alguna persona con varicela o herpes zoster (zona).

¿Cuándo y durante cuánto tiempo puede una persona contagiar la varicela?

Es más probable que una persona contagie la varicela desde uno a dos días antes de la aparición de la erupción hasta que todas las lesiones hayan formado su costra. Las personas inmunocomprometidas pueden ser contagiosas durante períodos más largos.

¿Una infección previa por varicela hace que la persona sea inmune?

En general, la varicela produce inmunidad de por vida. Sin embargo, esta infección puede permanecer oculta y recurrir años más tarde en forma de herpes zoster en una porción de adultos de edad más avanzada y algunas veces, en los niños.

¿Cuáles son las complicaciones asociadas a la varicela?

Los niños recién nacidos (menores de un mes de edad) cuyas madres no sean inmunes y los pacientes con leucemia pueden sufrir una varicela grave, prolongada o fatal. Los pacientes inmunocomprometidos, incluyendo aquellos que tomen medicamentos inmunosupresores, pueden tener un riesgo mayor de desarrollar la forma grave de la varicela o herpes zoster. El síndrome de Reye es una complicación potencialmente grave asociada con la varicela clínica en los niños que hayan sido tratados con aspirina. A los niños con varicela nunca se les deben administrar aspirina ni productos que contengan aspirina.

¿Existe una vacuna para la varicela?

La vacuna para la protección de niños contra la varicela fue aprobada en marzo de 1995. Se recomienda para personas mayores de 12 meses de edad. Para proteger de la exposición a los recién nacidos con alto riesgo y a los pacientes inmunocomprometidos, resulta eficaz la inyección de inmunoglobulina de la varicela zoster (IGVZ) para modificar o prevenir la enfermedad, si se administra dentro de las 96 horas siguientes de la exposición a un caso de varicela. Los niños mayores y los adultos que ya hayan tenido varicela no necesitan ser vacunados. Contacte a su médico o departamento de salud local para obtener mayor información acerca de la vacuna de la varicela.

¿Qué puede hacer una persona o comunidad para prevenir la diseminación de la varicela?

La mejor manera de prevenir una mayor diseminación de la varicela es que las personas infectadas con la enfermedad permanezcan en sus casas y eviten exponer a otras personas susceptibles. Si desarrollan síntomas, deben permanecer en sus casas hasta una semana después de haberse iniciado la erupción cutánea o hasta que las lesiones se sequen y formen costras. Tenga especial cuidado de evitar la exposición innecesaria a la varicela de recién nacidos no inmunizados y de personas inmunocomprometidas.

Escarlatina

Manifestaciones clínicas: es un cuadro febril de rápida instalación, con temperatura de hasta 40°C, odinofagia, cefalea, calofríos, vómitos y dolor abdominal. El exantema generalmente aparece 12 a 48 hrs después de la fiebre, como placas eritematosas, semejantes a quemaduras de sol, de superficie rugosa que al tacto se aprecian como ásperas. El exantema se generaliza dentro de 24 hrs, la cara está roja en la frente y mejillas pero alrededor de la boca se conserva la piel pálida (triángulo de Filatov). El eritema de la piel es más intenso en la zona de los pliegues, axilas e ingle. Las primeras placas eritematosas aparecen bajo las orejas, en el tórax y axilas; dentro de pocas horas se extiende al abdomen las extremidades y cara. El exantema dura alrededor de una semana y es seguido por descamación en escamas gruesas, que dura alrededor de tres semanas siendo manos y pies lo último en descamarse.

Epidemiología: la transmisión del agente es por contacto estrecho con una persona con faringitis estreptocócica, el período de incubación es de 2 a 4 días. Ocasionalmente la escarlatina puede ser secundaria a una infección de una herida de piel o quemadura.

Diagnóstico: el diagnóstico es clínico y bacteriológico con la recuperación del agente desde la faringe o de la lesión cutánea infectada.

Aislamiento del paciente si es hospitalizado: uso de mascarilla para evitar el contacto con secreciones respiratorias y aislamiento de contacto para las heridas infectadas por las primeras 24 horas de tratamiento antibiótico.

Tratamiento: la penicilina es el antibiótico de elección para las infecciones estreptocócicas: puede ser administrada por vía oral por diez días, o parenteral, intramuscular, como penicilina benzatina 600.000 U/Kg en los menores de 30 Kg ó 1.200.000 U/Kg en los de más de 30 Kg. En aquellos pacientes alérgicos a la penicilina se pueden utilizar macrólidos, como la eritromicina o claritromicina por 10 días.

Infeccion del tracto urinario
Es la invasión, colonización y multiplicación de gérmenes en el tracto urinario. Puede estar asociada con malformaciones de la vía urinaria, por lo que debe estudiarse con cuidado y diagnosticarse lo más tempranamente posible para evitar el daño irreversible del riñón.

Según la localización, la infección se denomina **cistitis**, definida como la infección localizada en la vejiga; **pielonefritis aguda** (PNA), que es el compromiso bacteriano agudo del parénquima renal; **pielonefritis crónica**, que suele usarse indistintamente para: a) determinadas lesiones histológicas renales; b) alteraciones radiológicas consistentes en un riñón pequeño o que no crece, cálices deformados y retracción cortical en la zona correspondiente del contorno renal (cicatriz renal), y c) frecuentes recurrencias de la infección o excreción continua de bacterias por la orina; **uretritis o abacteriuria sintomática,** en la cual, aunque existe la sintomatología de infección del tracto urinario (ITU), no es posible demostrar la presencia de bacterias, y **bacteriurias asintomáticas**, cultivo significativo de gérmenes en la orina sin sintomatología clínica.

Epidemiología
ITU es una de las enfermedades bacterianas más frecuentes en Pediatría. Es secundaria sólo a las infecciones del aparato respiratorio

y es causa de hospitalizaciones y morbilidad. Su prevalencia varía significativamente dependiendo del género y la edad.

Al nacer, el riesgo de tener durante la infancia una ITU es del 3% en la niña y del 1% en el niño. En el recién nacido y el lactante menor, representa el 0,8% de todas las infecciones, siendo algo más frecuente en hombres que en mujeres. La relación es de 1,1 a 1. En mayores de dos años, la frecuencia se invierte, siendo cinco veces más común en las mujeres.

En niños febriles menores de 5 años, la frecuencia de ITU es de 1,7%, en los menores de 2 años de 4,1% y sube a 7,5% en los menores de 3 meses febriles. Entre el 18-50% de las ITU sintomáticas tienen reflujo vesicoureteral (RVU) y el 10-15% alguna malformación congénita del árbol urinario.

Puede evolucionar como bacteriuria asintomática en alrededor del 1% de los recién nacidos, en el 0,2% de los preescolares hombres y en el 0,8% de las mujeres. En los escolares, en el 0,08% de los niños y 2% de las niñas. La tasa de recurrencias en el primer año, después de diagnosticada una ITU, es del 30% en niños y del 40% en niñas y cuando se trata de la 2 o 3 ITU, la tasa de recurrencia excede el 60 al 70%. Entre un 5 a un 10% desarrolla cicatrices renales, pudiendo terminar con hipertensión, insuficiencia renal o ambas.

Etiopatogenia

El reconocimiento del agente etiológico, las vías de acceso al riñón y tracto urinario, los mecanismos que permiten la invasión, así como de los factores predisponentes, son hechos fundamentales para arbitrar programas preventivos o terapéuticos. La ITU es un desequilibrio entre el germen y el huésped. Se debe estudiar, en consecuencia, las características más importantes de cada factor de esta ecuación.

Agentes bacterianos

Los agentes etiológicos aislados en la orina suelen ser gérmenes Gram negativos, que habitan en el intestino, sin ser ordinariamente enteropatógenos. El germen causal más corriente es el *Escherichia coli* de serotipos 01,04, 08, 025 y 075. Le siguen en menor frecuencia: *Proteus, Klebsiella, Enterobacter* y *Pseudomonas*. Gérmenes grampositivos son raros a excepción del *Streptococcus fecalis* (enterococo).

Vías de infección

El agente bacteriano puede llegar a la orina siguiendo tres vías: ascendente, hematógena o por contigüidad. Esta última tiene escasa importancia. La vía hematógena se encuentra en la sepsis, especialmente en los recién nacidos. Por lo general, para que se produzca, es necesaria la concurrencia de otros factores tales como disminución en la perfusión sanguínea renal, congestión vascular, traumatismo o disminución del flujo urinario. El principal mecanismo de infección es el ascendente, en el que la colonización vesical se produce a partir de bacterias que migran por la uretra, se multiplican en la vejiga y desde allí colonizan el riñón. El punto de partida es la colonización periuretral y del vestíbulo vaginal en la mujer. La introducción de sondas, traumatismo mínimo o simplemente, turbulencias de la orina al terminar la micción puede favorecer el ascenso a la vejiga de los gérmenes.

Esto se ve claramente favorecido por lo corto de la uretra femenina, lo que explica por qué la mujer tiene infecciones hasta 9 veces más frecuentes que el hombre.

El huésped

Ya dentro de la vejiga, el microorganismo debe enfrentar tres tipos de mecanismos defensivos:

> El lavado vesical que produce cada micción con reentrada de orina fresca.
> La capacidad lítica de la mucosa vesical que es facilitada por un residuo posmiccional menor de 1 ml permitiendo el contacto del germen con la pared.
> La actividad inhibitoria de algunos constituyentes de la orina: inmunoglobulinas A y G, alto contenido de amonio y urea, pH bajo, lisozima y proteína de Tamm-Hosfall o urosomucoide, glucoproteina secretada por el túbulo renal que impide la adherencia de los gérmenes al uroepitelio.

Cuando la agresividad bacteriana es muy grande o los mecanismos defensivos están alterados, por ejemplo, obstrucción al flujo urinario (estenosis, valvas, litiasis), vaciamiento incompleto (vejiga neurogénica, residuo vesical), déficit de sustancias antimicrobianas, instrumentación (catéter vesical) y presencia de oxiuriasis, la colonización se efectúa duplicándose el número bacteriano cada 50 minutos aproximadamente.

El ascenso de las bacterias al riñón se efectúa sobre todo por reflujo de orina desde el uréter (RVU). Este reflujo puede deberse a alteraciones del desarrollo embriológico, a patología adquirida (traumatismo de médula espinal, tumores vesicales) o puede ser producido, transitoriamente, por la inflamación de la pared de la vejiga en el curso de una infección. En ausencia de RVU, el ascenso puede explicarse por la atonía ureteral inducida por algunas toxinas bacterianas, como también por ectasia secundaria a uropatías obstructivas. Estos factores predisponentes deben buscarse en toda ITU.

Para ello se emplea la sonografía renal o la urografía excretora, la uretrocistografía miccional y eventualmente, la cintigrafía renal.
La colonización se produce fundamentalmente en la médula renal. Esta susceptibilidad está condicionada por varios factores propios de esa zona: menor flujo sanguíneo, hipertonicidad que inhibe la acción leucocitaria y aumento en el contenido de amonio que dificulta la acción del complemento. En animales se ha demostrado que basta una inoculación de 10 bacterias en la médula para producir un absceso local; en cambio, para lograr lo mismo en la corteza, se requiere inocular 100.000 bacterias.

Manifestaciones clínicas
Las manifestaciones clínicas de la ITU son muy variadas. Los síntomas no son muy específicos y dependen de la localización de la infección, edad, asociación con uropatías obstructivas, RVU o con enfermedades sistémicas. En el recién nacido se caracteriza por la intensidad de los signos generales, como fiebre, trastornos digestivos, deshidratación, acidosis metabólica e ictericia que evidencian un estado séptico. Otras veces, su único signo es el aplanamiento de la curva de peso.

En el lactante es frecuente un cuadro infeccioso prolongado, con fiebre, por lo general de tipo supurativo, acompañado o no de diarrea y vómitos, inapetencia, retardo del crecimiento y palidez. En el examen físico no se encuentran signos positivos fuera de las características del cuadro infeccioso. Es importante señalar que tanto en el recién nacido como en el lactante, los signos clínicos pueden deberse a la infección o bien a la malformación urológica subyacente. Las anormalidades en la micción, disuria, poliaquiuria, urgencia miccional o presencia de globo vesical, hacen sospechar un proceso obstructivo de las vías urinarias. Debe enfatizarse que las malformaciones congénitas del aparato urinario suelen acompañarse de anormalidades extrarrenales; en la forma o en la implantación del pabellón auricular, diastasis o agenesia de los músculos rectos anteriores, anomalías de los genitales externos, sindactilia, ano imperforado, síndrome de VACTERL, etc.

En el preescolar y el escolar los síntomas se orientan al árbol urinario: disuria, poliaquiuria, enuresis secundaria, fiebre, hematuria y orinas de mal olor. A veces, estas manifestaciones del árbol urinario se asocian con dolores lumbares.

La existencia de síntomas que orientan hacia el árbol urinario, como disuria y poliaquiuria, no significan necesariamente infección urinaria. Estos se presentan también en la uretritis o el síndrome uretral agudo y corresponden a inflamaciones de la uretra autolimitadas, glándulas adyacentes, vaginitis, etc. Son causa frecuente de este síndrome las vulvovaginitis inespecíficas, y las secundarias a oxiuriasis, que colonizan la vulva y el introito vaginal además del ano.

Dolor músculo-esquelético recurrente en niños y adolescentes
El dolor músculo esquelético recurrente es un problema clínico frecuente en pacientes pediátricos. Es necesario efectuar un diagnóstico diferencial que permita distinguir entre las formas habituales de dolor recurrente sin una causa conocida, usualmente de buen pronóstico, y enfermedades orgánicas con grados variables de gravedad, en las que es relevante efectuar un rápido diagnóstico e inicio de tratamiento.

La causa del dolor recurrente en varios de estos cuadros clínicos es desconocida. Sin embargo se han reconocido causas infecciosas, tumorales, trastornos de desarrollo, psicosomáticas y psiquiátricas. En algunos casos se puede determinar la estructura afectada: ósea, articular, muscular, tendones, inserción de tendones o bursas, pero en muchos pacientes no se puede precisar el origen del dolor músculo esquelético La forma más común en niños es el dolor óseo recurrente benigno de las extremidades inferiores.

Es fundamental efectuar anamnesis y examen físico completo, lo que permite orientar el estudio del paciente. Es importante la historia familiar de dolor recurrente, enfermedades óseas y reumatológicas, antecedentes de la estructura familiar, psicosociales y de rendimiento escolar. Se debe precisar las características del dolor; inicio, tiempo de duración, estructuras comprometidas, localización, irradiación, periodicidad, predominio diurno o nocturno, repercusión funcional y sobre el estado general del niño, relación con reposo, actividad física o deportes, factores atenuantes o agravantes. En el examen físico es importante explorar la marcha y buscar manifestaciones cutáneas, óseas: dolor localizado, aumento de volumen y fractura patológica, articulares: artritis, musculares: tono muscular, aumento de volumen, dolor en inserción de tendones, y examen neurológico. La presencia de compromiso general del paciente, fiebre, dolor intenso y/o localizado, impotencia funcional y artritis orientan hacia una etiología orgánica.

Las formas más frecuentes son:

Dolor óseo recurrente benigno
Se le ha denominado también dolor de crecimiento; sin embargo no se ha podido establecer su relación con este evento fisiológico. Se presenta en alrededor del 10% de la población infantil, de preferencia pre-escolares y escolares con historia familiar de dolores recurrentes: dolor abdominal, cefalea, etc. y se caracteriza por:
- Edad de presentación habitual: de 3 a 12 años.
- Distribución por sexo: igual.
- Dolor: periódico, vespertino o nocturno, de intensidad moderada, profundo, habitualmente bilateral, de predominio en extremidades inferiores, de localización cambiante, de preferencia en muslos y pantorrillas y de menor frecuencia en segmentos proximales de extremidades superiores.

Examen físico y exámenes de laboratorio normales.
En el 5-10% de los casos el dolor es intenso. El diagnóstico es clínico; sin embargo se recomienda efectuar hemograma y VHS ante dudas de diagnóstico o en casos con dolor intenso.
El manejo fundamental es la educación a la familia y al niño, con relación a la naturaleza benigna de estos dolores. Sí el paciente lo requiere se le puede indicar masaje local y paracetamol 10 mg/kg, al presentar el dolor.

Síndrome de hipermovilidad
Se ha asociado hiperlaxitud articular con dolor óseo o articular recurrente. Los criterios de hiperlaxitud articular son:
- Oposición pasiva del pulgar sobre el antebrazo.
- Hiperextensión pasiva de metacarpofalángicas 5º a 90º o más.
- Hiperextensión de codos de 10º o más.
- Hiperextensión de rodillas de 10º o más.
- Dorsiflexión pasiva de tobillos de rango excesivo.

Sensibilidad al frio

Se presenta en escolares y adolescentes en períodos de baja temperatura ambiental. Se manifiesta por dolor de manos y/o pies, disminución de temperatura, sudoración y coloración violácea. El dolor se puede asociar al antecedente de exposición al frío o haber permanecido de pie en un lugar húmedo. Se debe distinguir del eritema pérnio, por el examen físico, y del Síndrome de Raynaud ya que los pacientes no refieren las tres fases típicas de éste.

Osteocondritis

Es un grupo de enfermedades de etiología desconocida caracterizadas por dolor en distintas localizaciones y etapas del desarrollo. Se asocia a necrosis avascular pues se produce necrosis de los centros de osificación, habitualmente con reabsorción ósea y reemplazo por tejido óseo de reparación. La manifestación clínica más relevante es el dolor óseo localizado. El diagnóstico se confirma con estudio radiológico; sin embargo éste puede resultar normal en una etapa precoz de la enfermedad y se debe completar el estudio con cintigrafía ósea.

Enfermedad de Legg-Calvé-Perthes: necrosis avascular idiopática de la cabeza femoral. Es más frecuente en varones (5/1) y se presenta habitualmente con cojera indolora. Sí existe dolor, este aumenta con la actividad y mejora con el reposo. También se puede manifestar por dolor en el muslo, en la región inguinal o en la rodilla.

Enfermedad de Osgood Schlatter: se caracteriza por dolor, sensibilidad y aumento de volumen de la tuberosidad tibial y la inserción del tendón rotuliano. Se considera una enfermedad por sobreuso inducida por el músculo cuádriceps.

Rraumatismos

La fractura de stress se caracteriza por dolor localizado de carácter insidioso. La cintigrafía ósea puede ser de utilidad, si el estudio radiológico es normal. El síndrome de niño golpeado se debe considerar ante fracturas múltiples y presencia de hueso de neoformación.

Dolor óseo psicosomàtico y asociado a enfermedad psiquiátrica

Se reconocen:

Reacción de conversión: miedos o temores se cambian a síntomas

Histeria: con prolongación de síntomas originalmente orgánicos o trauma menor

Enfermedad orgánica con un componente psicológico: El dolor es habitualmente de extremidades inferiores y se puede asociar a anestesia, paresia o parálisis. Lo típico es la discordancia entre la intensidad de los síntomas y el examen físico normal.

Un estudio en 100 pacientes con dolor musculo-esquelético psicosomático demostró un predominio en pre-adolescentes y adolescentes de sexo femenino, con dolor óseo continuo o intermitente asociado con frecuencia a cefalea y dolor abdominal recurrente. Los pacientes típicamente experimentaban tensión escolar o familiar, eran de buen rendimiento escolar, provenientes de familias de predominio cohesivas, estables pero con dificultad para expresar emociones, o bien de familias caóticas, con alto nivel de tensión emocional y desintegración.

Tumores óseos y neoplasias

Tanto los tumores óseos benignos como malignos y diversas neoplasias de la edad pediátrica se pueden presentar con dolor óseo.

Tumores benignos: osteoma osteoide, condroma, osteocondroma.
Se presentan con dolor óseo localizado y progresivo, aumento de volumen o fractura patológica, sin evidencias de compromiso del estado general. El osteoma osteoide se caracteriza por dolor profundo, de predominio en extremidades inferiores con exacerbación nocturna y buena respuesta a aspirina o AINES. El diagnóstico es radiológico y la cirugía es curativa.

Tumores óseos malignos: osteosarcoma, sarcoma de Ewing

Son habitualmente de rápida evolución, con dolor localizado al que se puede agregar masa sensible y compromiso del estado general progresivo. El diagnóstico es radiológico.

Neoplasias: leucemia linfática aguda, linfoma, neuroblastoma

La leucemia linfática aguda se puede presentar exclusivamente con dolor óseo, artralgias de intensidad progresiva o aumento de volumen periarticular, los que pueden preceder por días, semanas o hasta varios meses a las manifestaciones clínicas habituales de esta enfermedad y a la presencia de blastos en sangre periférica. La intensidad del dolor y el compromiso funcional progresivo, aún con hemograma normal, pueden orientar al diagnóstico y son de utilidad el estudio radiológico, la cintigrafía ósea y el mielograma.
El neuroblastoma y algunas variedades de linfoma pueden presentarse con dolor óseo o artralgias intensas.

Artritis reumatoidea juvenil

Esta enfermedad no es un diagnóstico diferencial habitual de dolor músculo esquelético recurrente pues si bien, las artralgias pueden ser una de las manifestaciones clínicas iniciales, para establecer este diagnóstico se requiere de la presencia de artritis.

Distrofia simpática refleja y fibromialgia

Son causa de dolor recurrente, de baja frecuencia en niños y adolescentes, pero habitualmente de diagnóstico tardío.

Fibromialgia es una entidad de etiología desconocida caracterizado por dolor, sensibilidad o rigidez de músculos y articulaciones, acompañados de múltiples puntos sensibles.

Distrofia simpática refleja: es una enfermedad caracterizada por dolor continuo e intenso en una extremidad, acompañado de inestabilidad vasomotora. Se puede asociar a manifestaciones de dolor neuropático; dolor urente, disestesias, parestesias, hiperalgesia al frío, etc.

Calambres musculares

La forma más frecuente es la idiopática nocturna. Sin embargo se debe establecer diagnóstico diferencial con calambres asociados a ejercicio intenso, hipotiroidismo, tirotoxicosis, enfermedades neuromusculares; de motoneurona inferior o miopatías y fármacos que provocan hipokalemia o aquéllos que aumentan la excitabilidad de la membrana celular; nifedipino, salbutamol, cimetidina. Éste es un efecto secundario inusual de estos medicamentos.

Dolor recurrente de rodillas

Además de la enfermedad de Osggod Schlatter, se debe considerar la condromalacia de rótula, disfunción fémoro-rotuliana, osteocondritis dissecans y lesiones de meniscos. También, las afecciones de la cadera como la enfermedad de Perthes, el deslizamiento de epífisis o fracturas de stress, las que pueden provocar dolor de rodilla, en ausencia de dolor de cadera.

Dolor de columna vertebral

En niños y adolescentes con dolor recurrente de columna y lumbago se recomienda efectuar un estudio etiológico completo. En escolares y adolescentes con dolor lumbar bajo progresivo la espondilolisis es una de las causas más frecuentes. Se debe a un defecto de la pars interarticularis de las últimas vértebras lumbares o a espondilolisis, con o sin desplazamiento vertebral o bien a espóndilolistesis

Otras causas, de menor frecuencia de dolor de columna vertebral son: enfermedad de Scheuermann, infección del espacio discal, osteoma osteoide, osteoblastoma, hernia del disco intervertebral y calcificación del disco intervertebral.

La inflamación de la articulación sacroilíaca se sospecha por dolor progresivo en la zona glútea y la cadera, con dificultad en la marcha. La causa más frecuente es la sacroileítis infecciosa y también se puede observar compromiso de estas articulaciones, en las etapas tardías de enfermedades reumatológicas, del tipo de las pelviespondiloartropatías.

Anemias en pediatría

La anemia es un síndrome caracterizado por la disminución en las cifras de hemoglobina o de los eritrocitos por debajo de los niveles considerados normales a determinada edad, sexo y altura sobre el nivel del mar. Con relación a la altura sobre el nivel del mar es importante recordar que conforme nos alejamos del nivel del mar, el aire contiene menos oxígeno; debido a que la hipoxia es el estímulo más potente para la hematopoyesis el nivel de hemoglobina se incrementa en la medida que el individuo se ubica en diferentes altitudes con relación al nivel del mar.

La edad influye también en las variaciones normales de las cifras de hemoglobina, ya que normalmente éstas son más altas (entre 16 y 20 g/dl) en el recién nacido, disminuyen hasta valores de 11 a 13 g/dl en el lactante y posteriormente se mantienen entre 12 y 14 g/dl en la edad escolar.

Finalmente, la influencia del sexo en las cifras de hemoglobina se hace evidente al llegar a la pubertad. En esta edad la secreción de testosterona induce incremento de la masa eritrocitaria y por consiguiente las cifras normales de hemoglobina son más elevadas en el varón que en la mujer.

Clasificación

La anemia constituye una manifestación clínica de diversas enfermedades o alteraciones fisiológicas por lo cual su clasificación puede ser enfocada desde diversos puntos de vista.

Anemias agudas y crónicas

Una clasificación útil es aquella que se establece en relación con la velocidad de instalación del cuadro, en las formas aguda y crónica.

En la forma aguda los valores de hemoglobina y eritrocitos descienden en forma brusca por debajo de los niveles considerados normales para una determinada edad, sexo y altura sobre el nivel del mar. La anemia aguda se presenta en dos situaciones bien definidas: por pérdidas sanguíneas o por aumento en la destrucción de los eritrocitos (hemólisis).

La anemia crónica es aquella que se instala en forma lenta y progresiva y es la forma de presentación de diversas enfermedades que inducen insuficiencia en la producción de eritrocitos por la médula ósea o limitación en la síntesis de la hemoglobina de carácter hereditario o adquirido. En este grupo se incluyen anemias carenciales, las anemias secundarias a enfermedades sistémicas (nefropatías, infecciones crónicas, neoplasias, etc.) y los síndromes de insuficiencia medular.

Anemia por deficiencia de hierro

Es la anemia producida por deficiencia en el ingreso de hierro al organismo o por pérdida crónica de sangre. Representa la forma más frecuente de las anemias crónicas arregenerativas con respuesta reticulocitoria baja por alteración en la síntesis de hemoglobina.

Los factores más comunes que contribuyen a la deficiencia de hierro, con la subsiguiente producción de anemia, son el crecimiento acelerado en los primeros meses de la vida y la dieta insuficiente de este elemento. Así, la lactancia representa un periodo de balance de hierro negativo, dado que la ingesta se halla limitada y la demanda incrementada, a causa de la rápida expansión de la masa corporal.

En el lactante, la predominancia de la leche en la dieta da como resultado un aporte marginal de hierro. La leche materna y la leche de vaca contienen menos de 1.5 mg de hierro por 1000 calorías (0.5 a 1.0 mg/l). En el caso de la leche materna sin embargo, la alta biodisponibilidad del hierro que contiene compensa en cierto grado su baja concentración. En cambio, la leche de vaca no fortificada con hierro puede favorecer el desarrollo de deficiencia de este elemento. Lo anterior puede acentuarse si al momento del nacimiento ocurre reducción del volumen sanguíneo circulante (y por consiguiente de la reserva de hierro contenida en la hemoglobina), a causa de hemorragia retroplacentaria, transfusión fetomaterna y ligadura prematura del cordón umbilical. También puede ocurrir en niños nacidos prematuramente.

Un factor adicional que ha sido también reconocido es la ocurrencia de sangrado intestinal oculto en niños alimentados con leche de vaca antes de los cinco meses de edad; se ha observado con mayor frecuencia prueba de guaiaco positiva en lactantes alimentados con leche de vaca pasteurizada que en aquellos que reciben leche de vaca procesada a altas temperaturas o fórmulas industrializadas.
Normalmente, se absorbe alrededor de 10% del hierro ingerido en la dieta. Pero, este aprovechamiento puede verse limitado en pacientes con síndrome de mala absorción intestinal. Por otro lado, la dieta puede contener proporciones adecuadas de hierro, las cuales, sin embargo, son insuficientes en periodos de demanda incrementada, como ocurre en el niño prematuro, el adolescente y el desnutrido grave en fase de recuperación.

Por último, cualquier circunstancia que ocasione una pérdida crónica de sangre, condicionará una disminución de las reservas de hierro con el subsiguiente desarrollo del cuadro anémico

Manifestaciones clínicas
Los pacientes con anemia de grado leve no presentan manifestaciones clínicas evidentes, por lo que el diagnóstico se hace en base a los análisis clínicos. En estos casos, la sospecha clínica debe fundamentarse en el interrogatorio de datos como ingesta alimenticia e incremento de los requerimientos o pérdidas sanguíneas previas.

En cambio, en los pacientes con anemia de grado moderado o grave pueden observarse, con intensidad variable, los síntomas y signos clínicos característicos de este proceso, que en su mayoría son comunes a todos los tipos de anemia. Estos síntomas y signos son principalmente palidez, que debe buscarse en conjuntivas palpebrales, mucosas orales, lechos ungueales y palma de las manos, anorexia, decaimiento y astenia. En el área cardiaca se auscultan soplos funcionales y taquicardia, así como cardiomegalia de grado variable dependiendo de la cronicidad y severidad de la anemia.

Otras manifestaciones incluyen: dificultad para ganar peso, cabello fino y quebradizo, coiloniquia, platoniquia (uñas en forma de cuchara plana), atrofia de las papilas de la lengua, geofagia (pica) y meteorismo ocasionado por alteraciones en la función del intestino delgado.

De particular importancia son las observaciones que sugieren que la deficiencia de hierro produce alteraciones en el comportamiento de los lactantes y de los niños, caracterizadas por irritabilidad y falta de interés en su ambiente. Asimismo, estos estudios han mostrado que la anemia por esta causa se asocia a puntuaciones bajas en las pruebas de inteligencia, a disminución de la atención, percepción restringida y alteración de los mecanismos de asociación mental, con pobre rendimiento escolar En el caso de los adolescentes, se ha observado la acentuación del carácter irritable y conflictivo así como la actitud inquieta en clase.

Prevención
En el niño lactante es recomendable administrar suplemento de hierro en dosis de 2mg/kg/día, de hierro elemental, dividida en dos tomas, acompañadas de jugo de cítricos y alejadas de las tomas de leche. Se recomienda iniciar la administración del suplemento de hierro a los dos a tres meses de edad en el niño que nació prematuramente y a partir de los cinco a seis meses de edad en el recién nacido a término. También se recomienda administrar suplementación de hierro oral (1 a 3mg/kg/día) durante la edad preescolar (dos a cinco años).

Otro periodo de la vida en el cual puede requerirse un aporte suplementario de hierro es durante la pubertad y la adolescencia, especialmente en las niñas después del inicio de la menarquia.

Las diarreas agudas
Se considera diarrea aguda a la presencia de heces líquidas o acuosas, generalmente en número mayor de tres en 24 horas y que duran menos de 14 días; la disminución de la consistencia es más importante que la frecuencia El número de evacuaciones intestinales hechas en un día varía según la dieta y la edad de la persona. Los lactantes alimentados al seno materno tienen evacuaciones intestinales blandas frecuentes; esto no es diarrea.

Epidemiología y frecuencia
La Organización Mundial de la Salud estima que cada año se presentan 1,300 millones de episodios de diarrea en niños menores de cinco años en países en desarrollo (África, Asia, excluida China, y América Latina), que ocasionan 4 millones de muertes, relacionadas en el 50-70% con deshidratación, lo que las ubica dentro de las

principales causas de defunción en estos países. La mayoría de los niños que sobreviven quedan con algún grado de desnutrición y los desnutridos, no sólo padecen con mayor frecuencia de diarrea, sino que los episodios son más graves. El tercer gran problema asociado a las diarreas, en niños mayores, es el ausentismo escolar o laboral.

Etiopatogenia

Los agentes etiológicos más frecuentes son, en orden decreciente, virus, bacterias y parásitos. Los virus son la causa principal de las diarreas deshidratantes en niños menores de dos años, siendo los rotavirus del grupo A, serotipos G1 y G3, los responsables de la mayoría de los episodios. La diarrea osmótica que ocasionan se debe a que lesionan en forma focal las células de las vellosidades del intestino delgado, disminuyendo la producción de las enzimas encargadas de la absorción de la lactosa, entre otros disacáridos, lo que aumenta la osmolaridad en la luz intestinal y produce mayor secreción de agua que se pierde a través de las heces. Sin embargo, las células de las criptas encargadas de reparar las vellosidades lesionadas, migran para substituirlas en un periodo de 24 a 72 horas, con lo que desaparece la diarrea.

Evaluación y diagnóstico del tipo de diarrea

En la evaluación se consideran:
- ✓ Las características y tiempo de evolución de la diarrea.
- ✓ La presencia de otras complicaciones o enfermedades concomitantes.
- ✓ El estado nutricional.
- ✓ El estado de hidratación.

El tipo de diarrea se clasifica en:
- Aguda líquida (menos de 14 días de evolución)
- Disentería.
- Diarrea de evolución prolongada (14 días o más).

En todos los casos, deberá precisarse la existencia de otras complicaciones.

Características de la diarrea

De las características de la diarrea, son importantes el número y aspecto de las evacuaciones, para conocer si se trata de diarrea acuosa (evacuaciones líquidas abundantes) casi siempre de etiología viral, o de disentería (evacuaciones con moco y sangre) por gérmenes enteroinvasores.

La diarrea suele acompañarse de vómitos, fiebre e hiporexia. Los vómitos son más abundantes en la diarrea por rotavirus y la fiebre elevada persistente es más frecuente en diarreas por bacterias enteroinvasoras.

En cólera, las evacuaciones son líquidas, abundantes, en ocasiones con aspecto de "agua de arroz", de inicio brusco, sin fiebre, acompañadas de vómito y rápida evolución a la deshidratación.

Según su duración, la diarrea se clasifica en aguda y persistente. La aguda comienza súbitamente y tarda menos de dos semanas. La persistente comienza como diarrea aguda, pero dura 14 días o más. En la diarrea aguda, la capacidad de absorción intestinal es prácticamente normal; en la persistente se conserva la absorción intestinal de agua y electrolitos; también se mantiene la capacidad de absorción para otros nutrimentos en más del 50%, aunque puede haber intolerancia a disacáridos, principalmente a la lactosa.

Detección de complicaciones
Al efectuar el examen físico del niño, es indispensable la búsqueda de otras complicaciones, además de la deshidratación, que pueden ser abdominales: íleo, peritonitis, perforación intestinal, neumatosis intestinal, o extra-abdominales como bronconeumonía, septicemia, meningitis o insuficiencia renal aguda.

Abdominales
El íleo puede ser secundario a hipokalemia o a infección (peritonitis), o bien ser medicamentoso por la administración de antieméticos (atropínicos) o antimotílicos (loperamida, difenoxilato, elíxir paregórico, tintura de opio). El niño con íleo, presenta distensión abdominal con disminución o abolición de la peristalsis. En la peritonitis, hay alteración de la peristalsis (disminución, abolición o aumento) con o sin distensión abdominal y dibujo de asas intestinales. En la perforación intestinal, además de datos de íleo, puede haber equimosis en la pared abdominal. En todos estos casos, es primordial la comprobación del diagnóstico mediante estudios radiológicos de abdomen. La neumatosis intestinal es en la actualidad una complicación infrecuente de las diarreas; se sospecha por la presencia de íleo pero el diagnóstico es radiológico.

Extra-abdominales
La polipnea, en presencia de deshidratación, puede deberse a acidosis metabólica y la deshidratación *per se* puede ocasionar estertores. Si

persisten estos signos después de hidratar al paciente, el diagnóstico a descartar es bronconeumonía. La intoxicación por salicilatos puede ocasionar también polipnea o hiperpnea.

Las crisis convulsivas generalizadas en un niño con diarrea pueden deberse a fiebre, hiper o hiponatremia, o meningitis. Es urgente hacer el diagnóstico diferencial por medio de exámenes de laboratorio (electrolitos séricos y líquido cefalorraquídeo). La hipoglucemia puede causar también convulsiones o coma. Si se sospecha hipoglucemia, dar 1mL/kg de peso de solución glucosada al 50% ó 2.5mL/kg de peso de solución glucosada al 20%, intravenosa en 5 minutos. Si la hipoglucemia es la causa, las convulsiones cesan y se recobra el estado de conciencia rapidamente. En estos casos se debe continuar administrando solución de glucosa intravenosa al 5%, mientras el paciente pueda beber y continuar con suero oral, que contiene glucosa, para evitar recurrencia. La hidratación con suero oral, previene esta complicación.

Insuficiencia renal aguda

La sospecha diagnóstica de insuficiencia renal aguda (IRA) se hace ante la presencia de oligo-anuria, hiperpnea (por acidosis metabólica) o hiperkalemia persistentes, después de haber corregido la deshidratación. Su confirmación requiere exámenes de función renal: relaciones urinario -plasmáticas (U/P) de osmolaridad, urea, creatinina o fracción excretada de sodio filtrado (FENa), siendo este último índice más preciso. En la oliguria funcional (por deshidratación), los indices U/P de osmolaridad, de urea y de creatinina son superiores a 1.3, 4.6 y 40 respectivamente, en tanto que en la IRA estos valores son inferiores. La FENa en la oliguria funcional muestra un índice inferior a 1, en la IRA es superior a 2 y en el neonato con IRA superior a 2.5 ó 3.0. La prueba de manitol y la relación U/P de urea son índices más precisos para establecer el diagnóstico de IRA en niños recién nacidos y desnutridos graves. La prueba de manitol es útil cuando no se puede obtener muestra de orina a pesar de haber corregido aparentemente la deshidratación; consiste en su administración endovenosa rápida, a dosis de $7.5g/m^2$ de superficie corporal (2mL/kg de peso de una solución al 12.5%), obteniéndose diuresis mayor de 12mL/m2 de superficie corporal en la siguiente hora en los casos de oliguria funcional.

La administración endovenosa de furosemida, no parece ser útil para el diagnóstico diferencial ya que puede provocar diuresis aún en casos de IRA, lo que no permite aclarar el diagnóstico.

Estado nutricional

La evaluación del estado de hidratación del paciente con desnutrición grave puede ser difícil porque varios signos, que son muy útiles en pacientes bien nutridos, no siempre son de confiar en el desnutrido, entre ellos, el signo del pliegue cutáneo ya que el paciente marasmático tiene piel poco elástica y fláccida, lo que normalmente da un signo del pliegue "positivo" aunque esté bien hidratado; el paciente con desnutrición edematosa (kwashiorkor), puede tener el signo del pliegue "negativo" a pesar de estar deshidratado, debido a la tensión de la piel por el edema subcutáneo. Los signos en que usualmente se puede confiar para evaluar el estado de hidratación en pacientes desnutridos incluyen: avidez para beber (signo clave); boca y lengua muy secas; extremidades frías y sudorosas, y llanto sin lágrimas.

Desequilibrio hidroelectrolítico

El organismo absorbe normalmente el agua y los electrolitos que necesita a través de bebidas y alimentos (ingreso). También es normal que pierda agua y electrolitos a través de las evacuaciones, la orina, el sudor y la respiración (pérdida normal). Cuando el intestino está sano, absorbe el agua y los electrolitos. Cuando hay diarrea, el intestino no trabaja de manera normal. La cantidad de agua y electrolitos que entran a la sangre es menor y una cantidad mayor pasa de la sangre al intestino, que se elimina por las evacuaciones diarreicas (pérdida anormal); por lo tanto, se pierde más que lo que ingresa. Esta pérdida mayor que la normal da por resultado la deshidratación. Cuanto mayor es el número de evacuaciones intestinales diarreicas, mayor es la pérdida de agua y electrolitos que el paciente sufre. La deshidratación se produce con más rapidez en los pacientes de corta edad, en especial los menores de un año, los que tienen fiebre y los que viven en climas muy calurosos.

La deshidratación es la complicación más frecuente y grave de las diarreas en los niños. Las principales causas de la deshidratación son:
- Aumento de pérdidas de líquidos y electrolitos por las evacuaciones líquidas y por los vómitos.
- Falta de aporte de líquidos por la hiporexia.
- Aumento de las pérdidas insensibles.

Los niños con mayor riesgo para deshidratarse son los que tienen diarrea osmótica (por rotavirus) o diarrea secretora (por *E. coli* enterotoxigénica o por *V. cholerae* 01).

Por la diarrea se pierde agua, sodio, potasio y bicarbonato, en concentración iso o hipotónica con relación al plasma. Los vómitos, que casi siempre forman parte del síndrome diarreico, contribuyen al déficit de agua; en ocasiones constituyen un mecanismo de compensación a la acidosis metabólica ocasionada por la pérdida intestinal de bicarbonatos y por la disminución de la excreción renal de hidrogeniones.

Las pérdidas insensibles, que se incrementan con la fiebre, en climas calurosos o en presencia de polipnea o hiperpnea, están constituidas casi sólo por agua y son las soluciones más hipotónicas que se pierden en pacientes con diarrea. Todo esto genera un déficit de agua mayor que de electrolitos lo que tiende a ocasionar deshidratación hipertónica o hipernatrémica, con hipokalemia y acidosis metabólica. Diferentes mecanismos homeostáticos, sobre todo a nivel renal, defienden transitoriamente el desarrollo de hipernatremia a través de la mayor reabsorción de agua y producción de orina concentrada (hipertónica) y escasa (oliguria).

Desequilibrio hídrico

En condiciones normales, la osmolalidad y el volumen del líquido contenido en el espacio extracelular se mantiene en límites muy estrechos, aún en condiciones de cambios sustanciales en la ingestión de líquidos, en la temperatura del medio ambiente o en la actividad física. Esta constancia del líquido extracelular y por consiguiente del plasma, se mantiene gracias al efecto de diversos mecanismos reguladores que incluyen la sed, la liberación de hormona antidiurética y los mecanismos renales de concentración y dilución de la orina.

La mayor susceptibilidad del niño pequeño a la deshidratación por diarrea en relación con el adulto, radica en primer término, en las características fisiológicas del espacio "transcelular". Este espacio, que es parte del líquido extracelular, está constituido esencialmente por los líquidos que se encuentran en el tubo digestivo y representa alrededor de 1.5% del agua corporal total; sin embargo, la proporción de agua excretada hacia el tubo gastrointestinal y reabsorbida de él, suma varios litros cada día, por lo cual el aumento de su secreción o la interferencia con su reabsorción, pueden conducir a depleción muy rápida del volumen del líquido extracelular. En tanto que las pérdidas de agua por heces en los lactantes sanos varían entre 5 y 10mL/kg/24 horas, en los casos de diarrea se han observado volúmenes entre 20 y 40mL/kg o más, cada periodo de seis horas.

El segundo factor involucrado en la mayor susceptibilidad del lactante a la deshidratación por diarrea, se refiere a la proporción del recambio de agua para mantener el balance hídrico en relación con el volumen del líquido extracelular. Esta proporcionalidad del niño comparada con la del adulto fue llamada por Gamble "la desventaja de ser pequeño". En un adulto de 70 kg con 20% de su peso como agua extracelular (14 litros), la cantidad de agua que ingresa y la que egresa diariamente para mantener el balance es aproximadamente de 2,000mL, que representa la séptima parte de su volumen extracelular. En un lactante de 7 kg de peso, con volumen extracelular de 30% de su peso corporal, éste equivale a 2,100mL; considerando que el agua que ingresa y egresa por día es aproximadamente de 1,000mL (requerimientos usuales de 140mL/kg/día), esta cantidad representa casi la mitad del volumen extracelular.

La diarrea, al disminuir la ingestión e incrementar el egreso de líquidos, repercute rápidamente en el volumen del líquido extracelular del niño y lo conduce con mayor frecuencia y rapidez que al adulto al estado de deshidratación. Los niños deshidratados por diarrea aguda pierden hasta 10% de su peso en forma brusca; la pérdida de más de 10% casi siempre se asocia con choque hipovolémico.

Trastornos del sodio
El sodio es el principal soluto responsable del mantenimiento del volumen extracelular; su concentración es de 140mEq/L y la intracelular de 10mEq/L. El aporte de sodio en el niño varía entre 0.1 a 10mEq/kg/día (casi siempre oscila entre 1 y 3mEq/kg/día) y en la orina su concentración puede ir de 1 a 150mEq/L Sin embargo, la dieta puede variar notablemente su contenido de sodio. Así, un lactante de tres meses de edad sujeto a lactancia materna exclusiva (contenido de sodio en la leche materna a los tres meses postparto: 13mEq/L), recibe aproximadamente 1.6mEq/kg/día, en tanto que si se le alimenta con leche de vaca en polvo (contenido de sodio entre 18 a 24mEq/L), está ingiriendo aproximadamente 2.5 a 3mEq/kg/día. En las heces, su concentración varía entre 19 y 26mEq/L, con pérdida neta muy baja ya que el volumen de las heces no es mayor de 10mL/kg/día; sin embargo, en casos de diarrea, estas pérdidas pueden ser considerables ya que su concentración aumenta entre 32 y 48mEq/L (diarrea no colérica) y el volumen de las heces puede llegar a 300mL/kg/día.

La variabilidad de las pérdidas de sodio, así como otros factores inherentes al paciente, tales como su edad, estado nutricional o temperatura, y factores ambientales como temperatura y humedad, o el aporte de sodio en su alimentación, determinan variaciones en cuanto a la concentración de sodio sérico en el paciente deshidratado, lo que permite su diferenciación en deshidratación hiponatrémica, cuando el sodio sérico es inferior a 130mEq/L, isonatrémica si está entre 130 y 150mEq/L e hipernatrémica cuando los niveles de sodio están por arriba de 150mEq/L.

En la deshidratación isonatrémica, que es la más frecuente, la pérdida de líquidos del espacio extracelular no origina repercusiones en el volumen líquido intracelular. En la deshidratación hiponatrémica, que se observa en desnutridos o en diarrea de evolución prolongada, la reducción de la concentración osmolar extracelular determina el paso de agua al interior de las células acentuando el colapso del espacio vascular, lo que condiciona mayor frecuencia de choque hipovolémico. En la deshidratación hipernatrémica, que es la menos frecuente, el aumento de concentración osmolar del líquido extracelular produce salida de agua de las células, lo que condiciona deshidratación celular y explica la signología neurológica que presentan estos pacientes (signos meníngeos o convulsiones). Los pacientes con deshidratación hipernatrémica son extremadamente sedientos y muy irritables.

Trastornos del potasio

El potasio es un catión esencialmente intracelular; su concentración en las células es de 150mEq/L y en el suero varía entre 3.5 y 5.5mEq/L. En condiciones normales la única vía de ingreso del potasio es a través de los alimentos. Cada día ingresan al organismo aproximadamente 58mEq/m^2 (1 a 3 mEq/kg), de los cuales 3 a 6mEq/m^2 se excretan en las heces y 50 a 55mEq/m^2 a través de la orina. En lactantes con diarrea aguda la concentración de potasio en heces puede sobre pasar tres a veinte veces la concentración que existe en el suero; las concentraciones promedio de potasio varían entre 32 a 48mEq/L, lo cual explica la depleción de potasio que se observa en ellos. La depleción es más acentuada en niños con vómitos, con diarrea prolongada o con desnutrición. La hipokalemia puede causar debilidad muscular, íleo paralítico, insuficiencia renal y paro cardiaco. El déficit de potasio se puede corregir utilizando suero oral y con la alimentación, dando alimentos ricos en potasio (papas, plátano, zanahoria, aguas de frutas frescas o agua de coco verde). La hipokalemia es más peligrosa en pacientes desnutridos, quienes frecuentemente tienen déficit previo de potasio.

A pesar del déficit de potasio que presentan los niños con diarrea aguda, el nivel plasmático se encuentra habitualmente normal y aún puede encontrarse elevado en las etapas iniciales de la enfermedad, a expensas de la salida de potasio intracelular que se intercambia con sodio e hidrógeno para amortiguar la acidosis metabólica.

Signos de deshidratación

Los signos para diagnosticar el estado de hidratación incluyen: la presencia e intensidad de la sed, el estado general (irritabilidad o inconsciencia), el aspecto de los ojos y de la mucosa oral, la frecuencia y profundidad de las respiraciones, la frecuencia e intensidad del pulso, el tiempo de llenado capilar, la tensión de la fontanela anterior (en lactantes) y la turgencia de la piel.

Cuando se pellizca con suavidad la piel, se forma un pliegue cutáneo que se deshace con lentitud (más de dos segundos) en pacientes deshidratados. Este signo debe buscarse en la piel del abdomen, en la del dorso de la mano o en la región deltoidea. El signo del llenado capilar se explora presionando con un dedo la palma de la mano o la planta del pie, durante 2 -3 segundos. Si la piel recupera su rubor normal, en más de cinco segundos, es señal de hipoperfusión capilar e indica la presencia de choque hipovolémico.

El pulso radial débil o ausente y la presión arterial baja, indican estado de choque; se exploran mejor en adultos y en niños mayores de cinco años.

El aspecto y la cantidad de la orina, son útiles para valorar la evolución de los pacientes deshidratados, pero no para su evaluación inicial, ya que la madre casi siempre confunde las evacuaciones líquidas con orina. El peso es muy útil para el seguimiento del paciente, pero pocas veces ayuda para el diagnóstico inicial del estado de hidratación, ya que casi nunca se cuenta con peso previo reciente. Otros procedimientos más sofisticados, como el monitoreo de la bioimpedancia, también pueden ser útiles para el seguimiento pero no para la evaluación inicial del estado de hidratación.

Tratamiento

Los procedimientos para tratar en forma efectiva la diarrea en niños, son igualmente aplicables para tratar el cólera y otras diarreas en adultos. El suero oral es útil para prevenir y tratar la deshidratación desde recién nacidos hasta ancianos, sin importar el estado nutricional de los pacientes ni la etiología de la diarrea.

Plan A:
Para prevenir deshidratación y desnutrición
Se aplica en pacientes con diarrea aguda, no deshidratados. Los dos peligros principales de la diarrea son la muerte y la desnutrición. La muerte por diarrea aguda es causada, con mayor frecuencia, por la pérdida de gran cantidad de agua y electrolitos del cuerpo. Además, la diarrea puede causar desnutrición porque se pierden parte de los nutrimentos, el apetito disminuye y el personal de salud contribuye a este proceso negativo cuando aconseja, erróneamente, suspender o disminuir los alimentos a los pacientes. La diarrea es más grave y tarda más en pacientes desnutridos.

El Plan A de tratamiento comprende la capacitación del responsable del cuidado del paciente con diarrea, para continuar su tratamiento en el hogar y para iniciarlo en forma temprana en futuros episodios de diarrea, siguiendo las tres reglas siguientes:
- Alimentación contiíua.
- Bebidas abundantes.
- Consulta educativa.

Es lo que constituye el ABC de las diarreas.
La primera regla es para mantener la nutrición; la segunda, para prevenir la deshidratación y la tercera, para evitar o tratar en forma oportuna complicaciones que pongan en peligro la vida del paciente.

Alimentación:
Alimentación continua, consiste en no interrumpir la alimentación habitual.1,9 Los conocimientos actuales indican que no se debe suspender la alimentación a los niños durante los episodios de diarrea. Estimular al paciente a que coma todo lo que quiera, con mayor frecuencia que la acostumbrada (seis a ocho veces al día), para compensar la pérdida de apetito y porque los alimentos se digieren con más facilidad. No es conveniente introducir nuevos alimentos mientras persista la diarrea, o substituirlos por otros menos disponibles o de mayor costo. Evitar los alimentos hiperosmolares (muy azucarados) o los muy condimentados y el uso de fórmulas a base de polímeros de glucosa que suelen emplearse en niños desnutridos con enfermedades crónicas.

Continuar la lactancia materna, con más frecuencia que lo habitual; si no es alimentado al pecho, continuar la leche usual; si el paciente vomita, se le dará más lentamente (a cucharaditas si no toma pecho) hasta que deje de vomitar.

Lactancia materna

La continuación del pecho materno reduce la frecuencia y duración de la diarrea así como las manifestaciones de intolerancia a los carbohidratos. El promover la lactancia materna exclusiva en los seis primeros meses de edad, reduce el riesgo de que la diarrea se agrave o se prolongue, al mismo tiempo que puede prevenirla.

Es conveniente explicar a la madre las ventajas de la lactancia materna (inmunológicas fuente de inmunoglobulinas y leucocitos, higiénicas, económicas, psicológicas y anticonceptivas), así como su buena tolerancia y su composición insubstituible, para convencerla de que amamante a su hijo hasta los cuatro o seis meses de edad como alimento único y que después lo siga como complemento, de ser posible hasta los dos años de edad, enfatizando siempre en que el interrumpir el seno materno durante la diarrea, constituye un riesgo inminente de deshidratación.

Leche de vaca y otros alimentos

En los niños que no toman leche humana, no se justifica la dilución rutinaria de la leche de vaca, ni el uso de fórmulas libres de lactosa, especialmente cuando se ha dado una terapia de hidratación oral adecuada y una alimentación continua o temprana con alimentos sólidos.

Varios estudios han comparado fórmulas nutricionalmente completas contra fórmulas diluidas, las cuales no han demostrado ventaja en la evolución de la diarrea. Los autores invariablemente han concluido que la continuación de la alimentación durante la diarrea es recomendable por sus ventajas nutricionales, sin presentar efectos clínicos adversos. Aún pocos días de "reposo o descanso intestinal", puede asociarse con atrofia substancial de la estructura y función del intestino delgado y páncreas.

Si el paciente es mayor de cuatro meses y ya está recibiendo alimentos sólidos, de acuerdo con su dieta habitual y disponibilidad local, darle cereal, fideos, zanahoria, patatas, leguminosas (lenteja, haba, frijol), verduras, manzana, plátano, carne, pollo o pescado cocido. El huevo, después del año de edad, también es adecuado.

Estos alimentos son muy útiles, tanto por su alto valor energético, como por su contenido de potasio. Agregar una o dos cucharaditas de aceite vegetal para proporcionar energía.

Intolerancia a la lactosa

Merece un comentario aparte el niño que tiene diarrea aguda grave, con gasto alto (más de 10g por kg por hora), ya que estos pacientes tienen mayor tendencia a presentar intolerancia a la lactosa de la leche de vaca, debido a la vulnerabilidad de la lactasa que se observa durante los primeros dos o tres días de evolución. Esta intolerancia transitoria a los disacáridos, además de ocasionar evacuaciones líquidas, explosivas y de olor ácido, se acompaña de distensión abdominal, vómito, cólicos, eritema perianal, heces con pH ácido (menor de 6) y substancias reductoras a concentración mayor de 0.25% (determinadas con pastillas reactivas de clinitest). La persistencia de carbohidratos libres en el intestino (lactosa) produce pérdida de proteínas, y diluye los ácidos biliares, provocando disminución de la concentración micelar necesaria para la completa absorción de las grasas. Todo esto, ayuda a que el niño que presenta intolerancia a la lactosa se desnutra con mayor rapidez.

En el niño que tiene diarrea grave, se deberá retar al intestino con leche entera de vaca; si en las siguientes cuatro horas no hay muestra de intolerancia, se continuará la leche acostumbrada. En caso de mostrar intolerancia con la leche entera, se ofrecerá a media dilución y si la tolera se continúa por 24 a 72 horas más, para después aumentar su concentración paulatinamente hasta la normal. Sólo si presenta intolerancia con la leche diluida, indicar una fórmula libre de lactosa. Al remitir la diarrea, volver a la leche acostumbrada, a media dilución para estimular la producción de lactasa, y paulatinamente aumentar su concentración.

Impacto nutricional de la diarrea

Para comprender la magnitud del impacto nutricional que impone la diarrea en un niño, Brown ha calculado que los menores de tres años de edad, en los países en desarrollo, padecen diarrea 55 días del año y que durante estos períodos, para mantener un óptimo crecimiento, requieren 17% más de calorías que las calculadas para su edad. Por lo tanto, mantener en ayuno a un niño de esta edad pone en serio riesgo su crecimiento, con la consiguiente desnutrición secundaria.

Alimentación después de la diarrea

Cuando remite la diarrea, debe darse al paciente una o dos comidas extras diarias, durante una o dos semanas, para recuperar la pérdida de peso ocasionada por la enfermedad.

Bebidas

Bebidas abundantes, significa dar más líquidos que lo usual para evitar la deshidratación. El peligro inmediato de la diarrea está dado por la pérdida exagerada de agua y electrolitos, por lo que el paciente debe tomar líquidos con más frecuencia y en mayor cantidad que lo habitual. Para evitar la deshidratación son efectivos los líquidos basados en alimentos, como el atole de arroz o de maíz, el agua de coco verde, la sopa de zanahoria, de lenteja o de patata, el caldo de pollo desgrasado, el yogurt, las infusiones suaves (tés) de manzanilla, guayaba, limón o hierbabuena y las aguas de frutas frescas, con poca azúcar; todos ellos, de uso común en el hogar. Incluso el agua simple, complementada con alimentos, que contienen sodio, potasio y glucosa u otros transportadores de sodio y agua, puede ser útil mientras se consiguen otros líquidos.

Evitar el uso líquidos muy azucarados, tales como jugos embotellados o enlatados y bebidas gaseosas, ya que su alta osmolaridad (por la elevada concentración de glucosa o azúcar), agrava la diarrea y puede ocasionar hipernatremia. El "gradiente osmótico" se hace hacia la luz intestinal y no hacia el interior del organismo. Tampoco se recomienda el uso de la "solución casera", a base de agua, sal y azúcar, debido a la dificultad para medir con exactitud los componentes, además, porque es una fórmula incompleta.

Plan B para tratar la deshidratación por vía oral

Se recomienda hidratar al paciente en un servicio de salud (clínica, hospital o consultorio), bajo la supervisión del médico y con la ayuda de la madre o responsable del cuidado del paciente.

Hay que distinguir correctamente entre prevenir y tratar la deshidratación. Los líquidos caseros son útiles unicamente para prevenirla. Para tratar la deshidratación debe usarse el medicamento "Vida Suero Oral" o similar, porque contiene todos los ingredientes necesarios.

Dosis de suero oral

El suero oral se administra a dosis de 100 mL por kg de peso en cuatro horas. La dosis total calculada, se fracciona en tomas cada 30 minutos y se ofrece lentamente, con taza y cucharita, para no sobrepasar la capacidad gástrica y así disminuir la posibilidad de vómito. Si no se conoce el peso del paciente, se puede administrar el suero oral lentamente, *ad libitum* hasta que no desee más. El suero oral se da a la temperatura ambiente, ya que frío retrasa el vaciamiento gástrico y caliente puede provocar vómitos.

La dosis de suero oral de 100mL por kg en cuatro horas (25mL/kg/hora), es para reponer las pérdidas previas (50 a 80mL/kg) y las pérdidas actuales (5-20mL/kg/hora), en un paciente con deshidratación de 58% y con evacuaciones diarreicas no muy abundantes.

Tiempo de hidratación

El tiempo de hidratación puede variar de dos a ocho horas, según la intensidad de la deshidratación, las pérdidas por heces, los vómitos o la fiebre, y la aceptación del suero oral por el paciente.

A medida que la hidratación progresa y se corrige el déficit de líquidos, hay disminución progresiva de la sed lo que impide que el paciente ingiera una cantidad mayor de la que necesita. Si a las cuatro horas el paciente persiste deshidratado, se le ofrecerá en las siguientes cuatro horas, una cantidad igual o mayor a la que se administró en las primeras cuatro.

Las primeras cuatro a seis horas deberán estar dedicadas a la hidratación oral e inmediatamente después de que se ha logrado la hidratación, introducir los alimentos que acostumbraba comer el niño, antes de la diarrea. Los periodos de ayuno prolongado, provocan más daño al intestino que la diarrea en sí y aumentan el riesgo de que el cuadro clínico se complique o se prolongue.

Problemas durante la hidratación

Si empeora la deshidratación o no se corrige en ocho horas, deberá valorarse el uso de hidratación intravenosa. La frecuencia de fracasos es casi siempre menor a 5%, ya sea por vómitos persistentes, tasa alta de diarrea o íleo. Sin embargo, en la mayoría de los casos los vómitos desaparecen o disminuyen después de las primeras tomas de suero oral y no impiden la hidratación en más del 1% de los casos. Esto es debido al pH alcalino del suero oral que facilita el vaciamiento gástrico hacia duodeno y disminuye la acidosis, la cual puede ser por sí misma la condicionante o agravante del vómito.

Si aparecen o se incrementan los vómitos, en cantidad abundante y número mayor de dos por hora, se suspende la vía oral durante diez minutos y después se reinicia el suero oral a dosis de 0.5mL por kg de peso, cada cinco minutos. Si el paciente no vomita durante veinte minutos, se aumenta la cantidad de suero, hasta alcanzar la dosis inicial. Nunca utilice antieméticos.

Si el paciente continúa con vómito, presenta rechazo a la administración del suero oral, desarrolla distensión abdominal progresiva o tasa alta de diarrea, se hidrata por sonda nasogástrica con el mismo suero oral, a dosis de 1530mL por kg de peso por hora, hasta tolerar la vía oral. Si a pesar de usar sonda nasogástrica, empeora el estado de hidratación o si persiste el vómito, la distensión abdominal o la tasa alta de diarrea (más de 10g por kilo de peso o más de una evacuación líquida por hora), se valorará aplicar líquidos por vía intravenosa. La distensión abdominal de más de 3 cm de aumento del perímetro abdominal en lactantes, que se acompaña de otros signos: vómito, dolor, edema de pared, resistencia abdominal, rechazo a la vía oral o disminución de la peristalsis, es indicación de valoración radiológica con placa simple de abdomen, para descartar complicación abdominal de solución quirúrgica.

Fracasos de la hidratación oral
La Terapia de Hidratación Oral es efectiva para el tratamiento de niños deshidratados por diarrea en más de 90% de los casos. La causa más frecuente de fracasos es la tasa alta de diarrea.

De acuerdo a los resultados de un estudio reciente, parecen existir cuatro factores de riesgo de fracaso de la Terapia de Hidratación Oral, no dependientes del cuadro enteral activo, ni del paciente, ni de la Hidratación Oral en si, sino del mal manejo de los pacientes y estos son:

- Uso indiscriminado de antimicrobianos, condicionando disminución de la flora normal y sobrecrecimiento bacteriano.
- Uso de antipiréticos, ya que dichos fármacos bloquean la acción de opsoninas, las cuales tienen mayor actividad por arriba de los 38°C, lo que determina disminución en la respuesta orgánica de defensa y que el proceso no se autolimite.
- Uso de antieméticos, que condicionan disminución en la actividad del músculo liso y de uno de los mecanismos de defensa que es el aumento del peristalismo, incrementando de esta manera la posibilidad de invasión de la mucosa y por ende agravamiento de la diarrea.,

- El abandono de la lactancia materna.

Criterio de alta

Se puede continuar el tratamiento en el domicilio del paciente cuando su estado de hidratación sea normal, haya tolerado sus alimentos y las evacuaciones hayan disminuido a menos de dos por hora o menos de 10g/kg/hora.

Antes de dar de alta al paciente, hay que capacitar al responsable de su cuidado, acerca del tratamiento de la diarrea en el hogar: alimentación del enfermo, preparación y uso del Suero Oral, reconocimiento de signos de alarma para regresar a consulta y medidas preventivas para evitar nuevos episodios de diarrea.

Plan C:
Para tratamiento rápido de choque hipovolémico

El paciente en choque hipovolémico resultante de la deshidratación producida por la diarrea, o con cualquier otra complicación grave que requiera reposición de líquidos por vía intravenosa, será atendido de preferencia en un hospital, mediante un esquema de hidratación combinado, intravenoso (IV) y oral. La meta, es que los pacientes reciban hidratación intravenosa por un tiempo corto, no más de tres o cuatro horas, y que la mayor parte completen su hidratación por la vía oral, en las tres horas siguientes.

Este es el plan de tratamiento que menos se usa, pues los casos de choque hipovolémico representan menos de 5% de los casos de deshidratación que consultan en hospitales o centros de salud. Sin embargo, durante los brotes de cólera, entre 20 y 25% de los pacientes pueden necesitar terapia de hidratación intravenosa inicial. Mientras más y mejor se usen los Planes A y B, menos se usará el Plan C.

La experiencia con la terapia de hidratación oral ha sido la base para modificar los esquemas de hidratación endovenosa. Los principales avances han consistido en la administración de potasio y de lactato desde el inicio de la hidratación, así como disminuir el tiempo con venoclisis. La solución de lactato de Ringer o solución de Hartmann es la más recomendada, a dosis de 100mL en tres horas, la mitad en la primera hora y el resto las dos horas siguientes. Esta solución es más eficiente que la solución salina isotónica para corregir la acidosis y la hipokalemia. Sin embargo, no contiene glucosa y su contenido de potasio es bajo. Por lo tanto, en cuanto el paciente pueda beber, se completa su hidratación con "Vida Suero Oral" o similar, que contiene glucosa y una cantidad más conveniente de potasio, a dosis de 25mL/kg/hora en las tres horas siguientes.

Otras indicaciones de la hidratación intravenosa

Debe tenerse en cuenta que existen otras condiciones en que el paciente no muestra signos evidentes de choque, en las cuales también está indicado el uso de la terapia intravenosa:

1. Pacientes con compromiso del estado de conciencia causado por medicamentos u otras causas.
2. Pacientes con alguna otra complicación que contraindique la vía oral, tales como íleo u oclusión intestinal.
3. Fracaso de la hidratación oral, debido a vómitos abundantes (más de tres en una hora) o muchas evacuaciones líquidas (más de dos por hora) a pesar de gastroclisis o de tratamiento con atole de arroz.
4. Pacientes que presentan convulsiones mientras reciben terapia de hidratación oral.
5. Pacientes con septicemia, infecciones concomitantes graves como meningitis, neumonía y otras.

En los casos de deshidratación, sin choque hipovolémico, pueden administrarse 5-10 o hasta 25mL/kg de peso/hora por esta vía, según el estado de hidratación, hasta que desaparezca la condición que motivó el uso de la vía intravenosa. Si los signos de deshidratación, la diarrea o los vómitos han empeorado, o si se mantienen sin cambios, será una indicación para incrementar la velocidad de administración y la cantidad de suero indicado.

Tratamiento de la diarrea aguda con otras complicaciones

Cuando el paciente presenta diarrea con otras complicaciones diferentes a la deshidratación, debe ser atendido de preferencia en un hospital con recursos materiales y humanos adecuados. En todo caso complicado, se deberá tratar simultáneamente la deshidratación utilizando los planes descritos previamente. Es conveniente, cuando se cuente con el recurso, solicitar exámenes de laboratorio y gabinete para complementar y basar el diagnóstico. Las complicaciones más frecuentes son las siguientes:

- Fiebre persistente, mayor de 38.5°C.
- Diarrea de más de 14 días de evolución (diarrea de evolución prolongada).
- Desnutrición grave (de III grado), con pérdida de 40% o más del peso que corresponda al paciente, de acuerdo a su edad y sexo.

- Presencia de otras patologías: íleo, sepsis, convulsiones, insuficiencia renal aguda, etc.
- Evacuaciones con moco y sangre (disentería).

Fiebre

Cuando un enfermo presenta fiebre, es útil usar medios físicos para controlarla, tales como hidratar al paciente, mantenerlo con ropa ligera y darle un baño con agua tibia. Si hay paludismo por *P. falciparum* en el área, dar un antimalárico (de acuerdo a programa contra paludismo). Si la fiebre persiste después de hidratar al paciente, investigar otros focos infecciosos: otitis, infección urinaria, neumonía, meningitis o sepsis.

Diarrea prolongada

Si la diarrea tiene más de 14 días de evolución y el paciente es menor de seis meses, refiéralo al hospital después de hidratarlo; recomiende a la madre que continúe dándole el pecho y su alimentación habitual; si el enfermo recibe leche de vaca y no la tolera, aún en pequeñas cantidades, refiéralo para estudios especiales. Si es mayor de seis meses, enseñe al encargado del cuidado del paciente el plan A de tratamiento y la importancia de regresar a consulta después de cinco días; si la diarrea no ha cedido, refiéralo al hospital. Si el paciente presenta distensión abdominal o desnutrición grave, remítalo al hospital. Algunos casos de diarrea prolongada, con trastornos para la absorción intestinal de glucosa (rara), deben ser tratados por vía intravenosa.

Las alergias y el asma

Las alergias son respuestas exageradas del sistema inmunológico (las defensas de nuestro organismo) al entrar en contacto con determinadas sustancias, llamadas alergenos. Su aparición se recrudece en primavera, porque uno de los grupos de alergenos más frecuentes son los pólenes, unas células reproductoras de las plantas que proliferan durante esta estación.

Se estima que un 20 por ciento de la población es alérgica a alguna sustancia (pólenes, polvo, alimentos, hongos) y parece ser una cifra que va en aumento. Los especialistas estiman que en los próximos 20 años, las alergias podrían formar parte de la vida de la mitad de los europeos y del 30 por ciento de la población española

En parte, el aumento podría deberse a que en los países industrializados los niños no tienen contacto directo con múltiples microorganismos (virus y bacterias). Esta protección podría hacer que su sistema inmune no se estimule lo suficiente y crezcan más vulnerables ante los agentes externos.

No obstante, se sospecha que existe una predisposición hereditaria a las alergias, lo que significa que un niño cuyos padres son alérgicos probablemente desarrolle algún tipo de sensibilización, aunque no necesariamente hacia la misma sustancia que rechazan sus padres. Por ejemplo, si la madre es alérgica al marisco, tiene más probabilidades de desarrollar una alergia, pero no precisamente a ese alimento, sino a otros alergenos como el polen. También puede favorecer la aparición de las alergias situaciones en las que bajan o se debilitan las defensas del organismo (tras una infección vírica o durante el embarazo).

A pesar de que son muy molestas, por lo general, las alergias no son complicaciones graves, pero sí pueden acabar en cuadros más complejos, como el asma. De hecho, se calcula que el 80 por ciento de los asmáticos tienen, en menor o mayor grado, una base alérgica. En estos casos, el asma aparece también por la acción de los alergenos y los pólenes son el principal grupo que la desencadena.

Síntomas
Las alergias pueden confundirse con un catarro, aunque no se acompañan de fiebre ni de dolor muscular, como sí ocurre con los resfriados. Además estos últimos pueden llegar a durar una semana, mientras que las alergias nos acompañan meses. Si se tiene la sospecha de padecer una alergia, hay que acudir al médico cuanto antes, para que determine la causa concreta a través de una serie de pruebas.

Los principales síntomas de las alergias son:
- Enrojecimiento de los ojos.
- Picor y mucosidad acuosa en la nariz.
- Aparición de urticaria (picor) o eccemas en la piel.
- Ataques de tos o incluso de asma.
- Diarreas y dolor abdominal.

Mecanismo de acción
Los glóbulos blancos de nuestro cuerpo, que forman parte del sistema inmunológico, se encargan de vigilar la entrada en el cuerpo de agentes patógenos, tales como virus o bacterias. Cuando uno de estos agentes se introduce en el organismo, el sistema inmunológico actúa

generando anticuerpos que atacan al agente extraño.

En el caso de la alergia, el sistema inmune actúa de forma exagerada ante ciertas sustancias que para las personas no alérgicas resultan inocuas (como los ácaros del polvo, el polen o la leche, por ejemplo).

El sistema inmunológico de las personas alérgicas produce una clase de anticuerpos, una proteína llamada inmunoglobulina E (IgE). Para cada alergeno, el organismo desarrolla una IgE, un anticuerpo específico.

La inmunoglobulina es el único anticuerpo que se une a los mastocitos (células que se encuentran en el tejido), y a los basófilos (un tipo de célula de la sangre). Ambos tipos de células entran en contacto con el alergeno, entonces, el IgE que se corresponde con la sustancia en cuestión se acopla y envía señales para que entren en acción unas sustancias químicas inflamatorias, llamadas citocinas, histaminas y leucotrienos. Son estas sustancias las que originan la inflamación en el aparato respiratorio y producen los síntomas de la alergia.

Asma en los niños
La palabra asma se origina de una antigua palabra griega que significa jadeante. Esencialmente, el asma es una incapacidad de respirar adecuadamente. Cuando una persona inhala, el aire pasa por los pulmones mediante las vías respiratorias progresivamente más pequeñas llamadas los bronquiolos. Los pulmones contienen millones de bronquiolos, todos conducen a los alvéolos --bolsas microscópicas donde oxígeno y dióxido de carbono se intercambian.

El asma es una condición crónica en la cual estas vías respiratorias experimentan cambios cuando son estimuladas por alergenos u otros factores ambientales provocadores que causan en los pacientes tos, sibilancia y falta de aliento (disnea).

El asma parece tener dos etapas principales
Primero, las vías respiratorias de las personas con asma tienen una exagerada o hiperreactiva respuesta a los alergenos inhalados u otros irritantes que causan en ellos una agitación. Los músculos lisos en las vías respiratorias se estrechan, reduciéndose en exceso. Debe tomarse nota de que las vías respiratorias en los pulmones de toda persona responden mediante el estrechamiento cuando se exponen a alergenos o irritantes, sin embargo, las personas sin asma pueden respirar

profundamente relajando las vías respiratorias, y liberando los pulmones del irritante. Cuando los asmáticos tratan de tomar aquellos mismos alientos profundos, las vías respiratorias no se relajan y los pacientes jadean por el aliento. Los músculos lisos en las vías respiratorias de las personas con asma pueden tener un defecto, quizás la falta de un crítico producto químico que previene que los músculos se relajen.

Esta primera etapa es seguida por una segunda respuesta inflamatoria en la cual los sistemas inmunitarios responden a los alergenos u otros factores provocadores ambientales descargando glóbulos blancos y otros factores inmunes a las vías respiratorias, que causan que las vías respiratorias se hinchen, se llenen de líquido y produzcan un moco pegajoso y espeso. Esta combinación de incidentes da lugar a tos, sibilancia, falta de aliento, incapacidad para respirar adecuadamente y una tos que produce flema. La inflamación pulmonar parece estar presente en todos los pacientes con asma, aún en los casos leves, y juega una función clave en todas la formas de la enfermedad.

¿Qué causa el asma?
Los mecanismos que causan asma son complejos y varían entre grupos de población y aún entre individuos. La sensibilidad genética, que probablemente incluye varios genes, junto con diversos componentes ambientales son las causas principales del asma. Muchos enfermos de asma también tienen alergias y los investigadores están investigando los factores en las respuestas alérgicas que pueden causar asma en algunas personas. No todas las personas con alergias tienen asma, y no todos los casos del asma pueden ser explicados por una respuesta alérgica. Algunos expertos están buscando una conexión entre las infecciones víricas y el desarrollo del asma en las personas genéticamente susceptibles. Los investigadores también están detectando en algunos pacientes con asma, una sobreproducción de una enzima muy potente llamada endothelin, que es responsable por la reducción de los vasos sanguíneos y las vías respiratorias, la hiperreactividad de la vía respiratoria, la secreción de moco y quizá aún pueda desencadenar agentes inflamatorios. Además de los problemas en las vías respiratorias, los investigadores también están descubriendo que las anormalidades en el tejido del pulmón mismo pueden contribuir al asma. La enfermedad de reflujo gastroesofágico también contribuye a algunos casos de asma.

La respuesta alérgica

En las personas que tienen asma causado por una respuesta alérgica, una serie de acontecimientos no todavía completamente sobreentendidos, conducen a inflamación e hiperreactividad en las vías respiratorias. Los factores en esta orquesta de factores del sistema inmunitrio parecen ser los glóbulos blancos llamados células-TH2, un subgrupo denominado células T auxiliares. Estas células sobreproducen interleuquinas (IL, por siglas en inglés), un subgrupo de factores inmunes conocidos como citoquina. De interés especial son la IL 9 y la IL 5. La interleuquina 5, por ejemplo, parece atraer las células eosinófilas que son importantes para la hiperreactividad de la vía respiratoria. La interleuquina 9 estimula el descargo de los anticuerpos conocidos como inmunoglobulinas E (IgE). Durante un ataque alérgico, estos anticuerpos pueden unirse a diversas células en el sistema inmunitario, incluyendo eosinófilos, basófilos y los mastocitos, que están generalmente concentrados en los pulmones, la piel y las membranas mucosas. Una vez que el IgE se une a los mastocitos, estas células se programan para liberar varios productos químicos, en particular aquellos conocidos como leucotrienos, que causan cambios inflamatorios en las vías respiratorias de los pulmones, incluyendo la reducción de las vías respiratorias, la producción de moco y la estimulación de las terminaciones nerviosas en el recubrimiento de la vía respiratoria.

Factores genéticos

Los factores genéticos desempeñan una función en la enfermedad; cerca de un tercio de todas las personas con asma comparten el problema con un miembro cercano de la familia. En un reciente estudio principal, los investigadores descubrieron que regiones genéticas específicas aumentan el riesgo del asma en diferentes poblaciones étnicas, por ejemplo, los afroamericanos, los hispanos y los caucásicos. Curiosamente, las regiones genéticas asociadas con alergias e hiperrespuesta --factores ampliamente asociados con el asma-- no fueron tan significativas como otras.

Factores ambientales que precipitan un ataque de asma

Alergenos y otros factores desencadenantes comunes
Los alergenos son con mayor frecuencia el factor desencadenante del asma en los niños. En un estudio con niños asmáticos en las ciudades internas, cerca de 37% fueron alérgicos a las cucarachas, 25% a los ácaros de polvo y un 23% a los gatos. Las alergias de gatos pueden desencadenar el asma muy severo; en un estudio triplicaron el riesgo de hospitalización. En el mismo estudio, se encontró que las alergias

a las cucarachas duplicaban el riesgo; las alergias a los ácaros de polvo, encontrados en el polvo doméstico, y a los perros no parecían tener ningún efecto en la hospitalización, aunque son capaces de desencadenar los ataques de asma. Un ataque de asma también puede ser causado por el aire frío, las tormentas con truenos, el ejercicio, extremas emociones emocionales y los irritantes directos al pulmón como caspa de animales, humo de tabaco, polen, mohos y hongos.

Contaminantes ambientales

La contaminación ambiental se ha asociado con el desarrollo del asma. Contaminantes específicos proyectados por su función en el desencadenamiento del asma incluyen ozono, gases diesel, dióxido de azufre producido por las industrias papeleras y de energía y dióxido de nitrógeno emitidos por los caños de escape y los hornos de gas. Los niños parecen ser particularmente susceptibles al hollín y a otras partículas pequeñas en el aire.

Hay estudios que han descubierto que el humo de los cigarrillos en el hogar aumenta el riesgo del asma en los niños. Este riesgo se extiende aun al feto de las mujeres embarazadas que fuman.

Ejercicio

El correr o el ejercicio extremo puede precipitar un ataque en un 80% de niños con asma. El asma inducido por ejercicio (EIA, por siglas en inglés) es diferente al asma alérgico ordinario; algunas personas tienen solamente un tipo de asma, otras tienen ambos. EIA ocurre con más frecuencia durante ejercicio intenso en el aire seco frío.

Alergias alimentarias

Cerca de un 8% a un 10% de niños con asma también tienen alergias alimentarias. Los niños asmáticos con alergias alimentarias también parecen tener un alto riesgo de reacciones potencialmente fatales a tales alimentos. En los infantes y los niños pequeños, parece ser que la alergia a los huevos es un predictor principal del asma. Si los niños pequeños muestran señales de, o son positivos al examen de las alergias alimentarias, los padres deben usar extra precaución en prevenir la exposición a cualquier factor común que desencadene el asma.

Bajo peso al nacer

Parece ser que las personas que comenzaron sus vidas con bajo peso al nacer corren el riesgo de padecer de asma, bronquitis y otra enfermedad del pulmón durante toda sus vidas. Los expertos sugieren que las vías respiratorias se desarrollan anormalmente en los fetos desnutridos.

Inmunizaciones

Una teoría que trata de explicar el aumento notable del asma infantil, culpa la tasa mayor de inmunizaciones durante la niñez a ciertas enfermedades infecciosas, incluyendo sarampión y tos ferina. Sin vacunación, cunado los niños contraen estas infecciones, el sistema inmunitario descarga glóbulos blancos llamados ayudantes T-1 (TH1, por siglas en inglés), células que estimulan otros factores inmunes que luchan contra la infección. Al mismo tiempo, TH1 suprime al combatiente de células T de infección por suplentes llamado T-2 (TH2, por siglas en inglés); estos glóbulos blancos comúnmente desencadenan los anticuerpos que atacan los alergenos transportados por el aire y provocan la respuesta inflamatoria típica del asma. Los expertos postulan que en algunos niños que se vacunan contra estas enfermedades, las células TH2 permanecen activas y estimulan el asma.

¿Cuáles son los síntomas del asma en los niños?

Los síntomas principales del asma son tos, sibilancia y la falta de aliento (disnea). En los niños con síntomas asmáticos, es particularmente importante que primero se considere como causa posible objetos extraños inhalados como los cacahuetes, las infecciones víricas como el crup y las infecciones bacterianas, que pueden ser acompañadas de fiebre elevada, y progresan rápidamente. Cualquier niño que tiene tos frecuente o infecciones respiratorias debe ser examinado para determinar la presencia de asma.

El asma se clasifica como leve cuando un niño experimenta uno o dos breves episodios semanalmente; en el asma moderado, los episodios ocurren más de dos veces por semana, y el asma severo es marcado por síntomas continuos. De gran inquietud son estudios que dicen que las personas, incluyendo niños, con asma potencialmente mortal, se vuelven insensibles a los síntomas y quizás no reconocen los indicadores peligrosos. El asma es generalmente peor durante la noche y los ataques ocurren a menudo entre las 2 y las 4 a.m.por varias razones: los cambios químicos y de temperatura corporal causan la inflamación y el reducimiento de las vías respiratorias; respuestas alérgicas retardadas pueden ocurrir a causa de la exposición a los alergenos durante el día; hacia la madrugada, los efectos de los medicamentos inhalados pueden desaparecer y desencadenan un ataque.

Al comienzo de un ataque, el niño siente típicamente la constricción, o tirantes, en el tórax que es a menudo acompañada de una tos no productiva; la respiración del niño puede convertirse audiblemente áspera. La ansiedad y agitación son comunes. La sibilancia cuando se respira casi siempre está presente durante un ataque. Los síntomas varían en su gravedad, de episodios leves ocasionales acompañados por la falta de aliento a la sibilancia diaria que persiste a pesar de grandes dosis de la medicación. Generalmente, el ataque empieza con sibilancias y respiración rápida y según se torna más severo, todos los músculos de respiración se convierten visiblemente activos. Los músculos del cuello se pueden contraer y la conversación puede tornarse difícil o imposible. A menudo, el final de un ataque se marca por una tos que produce un moco espeso y filamentoso.

Sin tratamiento eficaz durante un ataque, el agotamiento puede contribuir al agravamiento de la dificultad respiratoria. Cuando el tórax lucha para traer suficiente aire a los pulmones, la respiración a menudo se torna llana. En una situación potencialmente mortal, la piel se convierte de color azulado, la piel de alrededor de las costillas del tórax parece ser hundida y el paciente empieza a perder el conocimiento.

Después de un ataque inicial agudo, la inflamación persiste de días a semanas. Un problema principal con el asma es que este segundo estadio puede que no cause síntomas, no obstante, la inflamación debe tratarse porque generalmente causa recaída con constricción renovada de las vías respiratorias y los ataques subsecuentes.

Aunque la sibilancia es el sello distintivo del asma, muchas otras enfermedades pueden producir sibilancia que imita el asma. La mitad de todos los niños y bebés padecen de sibilancia en algún momento, pero pocos contraen el asma. La mayoría de los bebés que se presentan con sibilancia todavía tienen vías respiratorias subdesarrolladas que no se normalizan según crecen. También pueden tener madres que fuman. Los infantes con asma suelen tener antecedentes familiares de alergias y asma. Pueden tener un sonido matraceador cuando tosen o la respiración alterada, y pueden presentar con enfermedades respiratorias frecuentes.

¿Qué tipo de niños contraen el asma?
Ell asma afecta a muchos millones de niños menores de 18 años de edad y ha aumentado por todo el mundo en las últimas décadas. Aproximadamente la mitad de todos los casos del asma se desarrollan

antes de la edad de 10 años, y otro tercio antes de la edad de 40 años. Entre los niños más pequeños, el asma se desarrolla dos veces más frecuentemente en los niños que en las niñas, pero después de la edad de 10 años, el número de hombres y mujeres que contraen la enfermedad es aproximadamente igual.

En América solamente, el riesgo en los niños aumentó en un 72.3% entre 1982 y 1994. Algunos estudios europeos atribuyen este fenómeno no a un aumento de los casos verdaderos de asma sino a otros factores. Un estudio británico indicó que los médicos en los consultorios de asma tienden a diagnosticar la enfermedad en exceso, y los expertos que analizaron 16 estudios que notificaron una tasa mayor de asma encontraron fallos en la interpretación. Creen que gran parte del aumento se debe a un mayor conocimiento por parte de los padres de la enfermedad y las diferencias en los criterios de diagnóstico. No obstante, otro estudio británico indicó que la enfermedad puede ser subdiagnosticada; en el estudio, un tercio de los niños que reportaron síntomas de asma no habían sido diagnosticados por los médicos y no estaban recibiendo tratamiento.

No obstante, otras enfermedades respiratorias, la sinusitis y las infecciones del oído están claramente en aumento, sugiriendo que los factores de elementos transportados por el aire o ambientales pueden estar implicados.

Las teorías que explican este ascenso notable apuntan a mejores condiciones de vida en los países industrializados. Un estudio reciente encontró que los niños en guarderías tienen un mayor riesgo de la sibilancia y las infecciones de las vías respiratorias inferiores. Algunos estudios indican que el riesgo de asma es alto en los niños menores de cinco años que se presentan con sibilancia, tienen resfriados del tórax con frecuencia o tienen una tos crónica, aunque algunos expertos creen que tales infecciones en realidad pueden proteger contra el asma en el futuro.

En los niños pequeños, la sibilancia no predice necesariamente el asma. Otros científicos creen que debido a que los niños ahora están pasando tres horas o más de tiempo por día adentro ocupados en actividades sedentarias, incluyendo ver televisión, jugar juegos de video o empleo de una computadora, son sobreexpuestos a los alergenos internos y contraen el asma.

Cerca de un 75% a un 80% de niños con asma tienen alergias. Un estudio australiano informó que la prevalencia de los ácaros de polvo, un alergeno identificado, subió junto con la aparición del asma en los niños entre 1978 y 1991.

La gravedad del asma en los niños
El asma ahora se categoriza por gravedad como:
- Leve intermitente.
- Leve persistente.
- Moderado persistente.
- Severo persistente.

La subestimación de la gravedad de la enfermedad plantea la mayor amenaza. El asma es la tercera causa principal de hospitalización en los niños menores de 15 años. Es especialmente serio en los niños, en particular aquellos menores de cinco años; sus vías respiratorias son más estrechas que las de los adultos, causando que tengan menos reserva para el intercambio de aire y ellos no responden tan bien a los broncodilatadores (medicamentos que abren los pasajes de aire en los pulmones).

Tristemente, la hospitalización y las tasas de fatalidad entre los niños y los jóvenes adultos con asma están en aumento; estas cifras casi se duplicaron entre 1980 y 1993. Los niños afroestadounidenses tienen más de seis veces la tasa de mortalidad comparado con los anglo-estadounidenses en los grupos de edades de 4 años y menores y de 15 a 24 años.

Otros factores que se asocian con un mayor riesgo de muerte por asma, incluyen episodios previos potencialmente mortales de asma, la falta de atención médica adecuada y continua y problemas de comportamiento significativos. La muerte en los niños por una ataque de asma es, afortunadamente, todavía muy rara. En los Estados Unidos, de unas 6,000 defunciones por asma, cerca de 500 niños mueren por año; los ancianos representan 90% de estas muertes. Lamentablemente, un estudio en niños encontró que casi 40% de niños con síntomas asmáticos no sabían que tenían el trastorno.

Perspectivas a largo plazo
Aunque la respuesta bronquial mejora en muchos niños cuando alcanzan la adolescencia, el mejoramiento generalmente no es completo y el asma puede surgir nuevamente y permanecer un problema durante toda la edad adulta. En un estudio, 72% de los hombres y 86% de las mujeres tuvieron síntomas asmáticos quince

años después de un diagnóstico inicial. Sin embargo, sólo 19% de estas personas, todavía estaban viendo a un médico y sólo 32% tomaban cualquier medicación de mantenimiento.

Casi la mitad de los niños con asma alérgico tienen anormalidades de los senos nasales y se encuentran en peligro de sinusitis recurrente o crónica. Los niños cuya enfermedad es bastante grave como para requerir esteroides tienen menos probabilidad de resolver el asma que otros. Hay ahora alguna evidencia de que el asma severo puede causar daño duradero y posiblemente cicatrización permanente, indicando que es muy importante introducir los medicamentos antiinflamatorios tan pronto como sea posible.

¿Qué confirmará el diagnóstico del asma en los niños?
Antecedentes médicos
El médico considerará seriamente un diagnóstico de asma si el niño tiene unos antecedentes de ataques periódicos de disnea, tos y sibilancia, quizás acompañados por la estrechez del tórax. Los padres deben describir el modelo de los síntomas y los factores de la precipitación posibles, incluyendo si los episodios a menudo ocurren en la noche, si son más frecuentes durante la primavera o el otoño (estaciones comunes de la alergia), y si el ejercicio, una infección respiratoria o la exposición al aire frío alguna vez ha desencadenado un ataque. El médico debe estar informado sobre cualquier miembro de la familia que tenga unos antecedentes de trastornos alérgicos, como el eczema, urticaria o la rinitis (inflamación de los pasajes nasales).

Pruebas de función pulmonar
Si se sospecha el asma, el médico generalmente realizará las pruebas de función pulmonar para confirmar el diagnóstico y determinar la gravedad de la enfermedad. Empleando un espirómetro, un instrumento que mide el aire tomado y espirado por los pulmones, el médico determinará varios valores:
-   La capacidad vital (VC, por siglas en inglés), que es el máximo volumen de aire que puede inhalarse o espirarse.
-   La tasa del flujo espiratorio de punto máximo (PEFR, por siglas en inglés), que es la máxima tasa del flujo que puede generarse durante una exhalación forzada.
-   El volumen espiratorio forzado (FEV1, por siglas en inglés), que es el máximo volumen de aire caducado en un segundo. Durante un ataque, la reducción de las vías respiratorias disminuirá el PEFR y FEV1.

Si estas mediciones indican que un grado de obstrucción de vías respiratorias está presente, el médico puede administrar un broncodilatador (un medicamento que abre los pasajes de aire) y luego medir la función del pulmón nuevamente --revocación de la obstrucción confirma un diagnóstico de asma. Si no hay señales de obstrucción del paso del aire en el momento que el paciente se examina, el médico puede realizar una prueba de reto al administrar un medicamento (histamina o methacholine) para inducir un aumento en la resistencia de las vías respiratorias. Una respuesta positiva a esta prueba indica que el niño tiene asma.

Diagnóstico del asma inducido por el ejercicio

Una prueba sencilla se puede emplear para examinar el asma inducido por el ejercicio en una escuela u oficina médica. Después de respirar en un espirómetro, el niño sube y baja un escalón hasta que un ritmo cardíaco de 150 a 200 latidos por minuto es mantenido, detectado con un monitor sujetado al tórax del niño. Después de tres y diez minutos, el niño respira en el espirómetro; si FEV1 ha descendido más de 15%, se sospecha el asma y el niño es remitido a un especialista de asma.

Pruebas de laboratorio

Se puede también realizar pruebas adicionales para descartar otras enfermedades o para obtener más información acerca de las causas del asma en el niño. Tales pruebas pueden incluir unas radiografías del tórax y el seno, recuento de sangre completo, examen del esputo para determinar la presencia de eosinófilos (glóbulos blancos que son sumamente característicos del asma) y pruebas de piel para medir la respuesta del niño a los alergenos inhalados comunes.

Tratamiento y prevención de un ataque de asma agudo

A un niño que se presenta con un ataque de asma moderado o severo se le debe administrar la medicación de acuerdo a la prescripción del médico. Incluso después del tratamiento, sin embargo, el niño puede encontrarse con un malestar considerable y otras técnicas pueden ser necesitadas para reducir la gravedad de los síntomas restantes y aliviar la ansiedad. Estas técnicas también pueden ser útiles si la medicación no está disponible o hay retraso en obtenerla.

Estrategias de manejo que no son médicas

El asma desencadena un ciclo vicioso físico emocional. La falta de aliento y la sibilancia incitan un temor de la sofocación y la muerte, aún en los niños muy pequeños. Esta ansiedad produce constricción adicional en los músculos alrededor de las vías respiratorias, que causa que la respiración sea aun más difícil.

Los prestadores de asistencia deberán en primer lugar concentrarse en aliviar su propia ansiedad, que puede aumentar los propios temores del niño. El próximo paso es ayudar a relajar al niño. Por ejemplo, se le puede decir al niño que se siente cómodamente doblándose un poco hacia adelante con los ojos cerrados y con las manos colocadas suavemente sobre el ombligo. Luego, se le dice al niño que pretenda que el estómago es un globo; éste debe ser reventado, y las manos empujadas hacia afuera mediante la inhalación, no la exhalación. Cuando el niño respira, el globo debe desinflarse. Este ejercicio relaja al niño y desalienta la respiración de poca profundidad y oxígeno precario. El hacerle masajes al niño en círculos suaves en el tórax es relajante y también puede aflojar el moco.

Un niño también puede encontrar alivio acostándose de estómago sobre varias almohadas para que la cabeza esté un poco más abajo del tórax mientras el prestador de asistencia les da palmadas suaves en la espalada entre los omóplatos. Dar al niño líquidos calientes o sopa caliente, es eficaz en aflojar el moco y también puede relajar los músculos bronquiales. Deben evitarse líquidos fríos, así como el aire frío. Debe tomarse nota de que la sobrehidratación --demasiado líquido-- puede ser nociva, por lo que estas bebidas no deben forzarse en el niño. El aire húmedo y cálido de los vaporizadores puede aliviar y moderar enormemente los ataques de asma.

Corticosteroides de aerosol
Los corticosteroides son los medicamentos antiinflamatorios más potentes disponibles para el tratamiento del asma y pueden aumentar la eficacia de los agonistas beta 2. Deben tomarse regularmente; pueden tomar un mes para percibir sus efectos y hasta un año para lograr beneficios totales. Un estudio reciente reveló que redujeron la tasa de hospitalización por asma en un 50%; los agonistas beta 2 no ejercieron tal efecto. Cerca de 10% no responden.

Los inhalantes más viejos de corticosteroides son el beclomethasone (Beclovent, Vancenase, Beconase, Vanceril) y la dexametasona (Decadron Phosphate Respihaler y otros). Los esteroides más nuevos y más potentes inhalados o intranasales incluyen triamcinolone (Azmacort y otros), flunisolide (Aerobid), budesonide (Rhinocort) y fluticasone (Flovent).

Los estudios comparativos indican que el fluticasone es el más potente, seguido por budesonide, luego flunisolide, triamacinolone, beclomethasone y la hidrocortisona (la versión oral). Fluticasone es el primer corticosteroide aprobado por la FDA para la prevención del asma en niños de cuatro a 11 años de edad. Es administrado en forma de polvo empleando un inhalador especial. En un estudio de niños ingleses, fluticasone fue superior comparado con el cromolyn y tuvo menos efectos secundarios.

Los resultados de un estudio adulto que comparó fluticasone y budesonide indicaron, sin embargo, que fluticasone es significativamente más potente que budesonide en suprimir la función suprarrenal, la causa de los principales efectos colaterales que ocurren al retirar los esteroides orales y que luego puede aplicarse al retiro de este inhalante [vea los corticosteroides orales abajo]. Los estudios también están demostrando que una sola dosis de uno de los más nuevos esteroides como flunisolide o triamcinolone, puede ser tan eficaz como dos o aún cuatro dosis diarias. Vanceril, una marca de beclomethasone, ahora está también disponible en dosis solas. La sincronización de la dosis es importante y puede variar según la medicación.

Los agentes inhalados causan efectos adversos con poca frecuencia. Los efectos colaterales comunes de los corticosteroides son irritación de garganta, ronquera y sensación de sequedad en la boca. Las erupciones, sibilancia, el hinchamiento facial (edema), las infecciones causadas por hongos (candidiasis) en la boca y la garganta, y moretones son también posibles. Estos efectos pueden reducirse al mínimo o prevenirse mediante el empleo de un dispositivo espaciador y el enjuague de la boca después de cada tratamiento. Algunos niños experimentan cambios en el estado de ánimo, memoria y comportamiento, pero no son permanentes. El uso prolongado de dosis altas puede aumentar el riesgo de glaucoma, pérdida de la densidad ósea, cambios en el azúcar sanguíneo y sensibilidad a las infecciones --efectos colaterales generalmente asociados sólo con corticosteroides orales.

Un estudio de un año de niños con asma leve a moderado informó que aunque el beclomethasone esteroideo inhalado fue significativamente más eficaz que salmeterol, los niños en esteroides experimentaron reducción en crecimiento y el beneficio del medicamento desapareció dos semanas después de que se retiró.

Los estudios sobre si el uso a largo plazo impide el crecimiento han sido problemáticos ya que el asma severo mismo puede ejercer efectos adversos sobre el crecimiento. Parece que los niños se actualizan en su crecimiento más adelante, y un estudio de seis años no encontró reducción en la densidad ósea. Si hay un efecto en el crecimiento normal, parece ser pequeño y no significativo --cerca de la mitad de una pulgada.

Los padres que están preocupados acerca de los efectos secundarios poco comunes deben discutir la toma de los suplementos de calcio para prevenir la pérdida ósea y los suplementos de la vitamina C y E para reducir el riesgo de cataratas (algo muy raro en los niños). Aunque se recomienda el uso a largo plazo, algunos pacientes cuyas enfermedades se habían estabilizado pudieron cesar de emplear los esteroides inhalados después de dos años sin experimentar deterioración en su enfermedad. Nadie debe cesar de tomar estos medicamentos sin consultar con un médico en primer lugar, y si se retiran los esteroides, la vigilancia regular es necesaria.

Corticosteroides orales

Los corticosteroides orales se reservan generalmente para el tratamiento a corto plazo del asma severo. Los corticosteroides comúnmente usados son prednisona, prednisolona y methylprednisolone. Para los niños que se presentan con un ataque de asma agudo quienes no responden completamente a los broncodilatadores, el uso temprano de los corticosteroides orales de dosis alta en la sala de emergencia ha reducido la necesidad de hospitalización posterior.

Un estudio encontró que una sola inyección de la dexametasona esteroidea puede ser tan eficaz como un régimen de tres días de esteroides orales. Cuando los corticosteroides orales se necesitan a largo plazo para controlar el asma severo crónico, la terapia de día alternado empleando la dosis más baja posible, se emplea, en general, para reducir al mínimo tales efectos adversos.

Los efectos adversos de los corticosteroides orales a largo plazo pueden incluir crecimiento retardado, cambios del estado de ánimo, redondamiento de la cara, presión arterial alta, diabetes, infecciones, osteoporosis, supresión suprarrenal, glaucoma y cataratas.

El uso a largo plazo de los medicamentos esteroideos acaba por suprimir la secreción de las hormonas de esteroides naturales por el sistema suprarrenal. Después de la revocación de estos medicamentos, esta denominada supresión de suprarrenales persiste y le toma al cuerpo tiempo (a veces hasta un año) para restaurar su capacidad de producir nuevamente esteroides naturales. Rara vez, el cambiar de esteroides orales a esteroides inhaladas ha causado severa insuficiencia suprarrenal y, en raros casos ha dado lugar a la muerte. Los pacientes deben hablar con sus médicos sobre medidas para prevenir la insuficiencia severa, en particular durante los momentos estresantes que aumentan el riesgo.

Inmunoterapia

La inmunoterapia (inyección contra la alergia) a menudo se les da a los niños que tienen asma relacionado con las alergias, en particular del polvo en la casa, caspa de gatos, el polen de pasto y el moho. Aunque es raro, efectos colaterales --a veces severos-- pueden ocurrir si son administradas dosis excesivas del alergeno.

A las personas que están presentando sibilancia no se les debe administrar la inmunoterapia. Un estudio encontró que las inyecciones contra las alergias no fueron de ningún beneficio adicional para los niños con asma moderado-severo que se sometieron a los tratamientos estándar. Había algunas limitaciones en el estudio, sin embargo, muchos expertos advierten a los padres que no paren las inyecciones contra las alergias de sus niños.

La inmunoterapia puede seguir siendo útil contra el inicio temprano del asma alérgico, contra los casos leves, y para los niños cuyo asma no está controlándose bien con medicación. Una forma oral de la inmunoterapia está bajo investigación y está resultando segura y moderadamente eficaz en los estudios pequeños.

La diabetes

La palabra diabetes procede del griego y significa "orinar mucho", que es la principal característica de esta enfermedad. El término Mellitus quiere decir "miel", que es otra de las manifestaciones, ya que la orina tiene gran cantidad de azúcar.

Se trata de una enfermedad crónica caracterizada por la existencia de niveles elevados de glucosa (azúcar) en sangre por una alteración en la secreción y/o acción de la insulina. Se ve afectado también el metabolismo del resto de los hidratos de carbono, lípidos y proteínas. La importancia reside en su frecuencia y en las complicaciones crónicas que produce, siendo una de las principales causas de invalidez y mortalidad prematura en la mayoría de los países desarrollados.

Cuando la insulina no puede producirse en cantidades normales, la glucosa (azúcar) no puede ingresar normalmente a las células, acumulándose en la sangre, lo cual se denomina hiperglicemia (azúcar elevado en la sangre) y trae como consecuencia que ésta se elimine en grandes cantidades en la orina, arrastrando tras de si un volumen importante de agua corporal (Poliuria: orina en cantidades mayores), produciéndose un estado de deshidratación secundaria, lo cual, el organismo trata de compensarlo mediante el aumento de la sed, lo que obliga a la persona afectada a beber grandes cantidades de líquido (polidipsia).

En estas circunstancias, los mecanismos compensatorios del organismo despiertan la sensación de hambre y la persona comienza a ingerir mayores cantidades de alimento (POLIFAGIA), aumenta la glucosa dentro del organismo y al no poder ingresar a las células, se acumula, produciéndose así una mayor hiperglicemia con el consecuente circulo vicioso negativo

Clasificación:
Diabetes Melitus tipo 1
DM1: también llamada juvenil: La diabetes de tipo 1 es una afección caracterizada por la ausencia de insulina en el cuerpo. En caso de no recibir insulina puede desarrollar cetoacidosis diabética, complicación que si no se remedia oportunamente puede causar la muerte. Aparece generalmente en la niñez o adolescencia y requiere de por vida el uso de insulina. Antes se le llamaba diabetes juvenil o diabetes insulino-dependiente.

Diabetes Melitus tipo 2
DM2: Se caracteriza por la producción insuficiente de insulina. Es la más frecuente, más de 90 de cada 100 diabéticos tienen este tipo de diabetes y la mayoría empieza a partir de la cuarta década de la vida, sin embargo se está describiendo cada vez más en adolescentes obesos. Antes se le llamaba diabetes del adulto o no insulino-dependiente.

Diabetes Gestacional
Se da en el 2 al 5% de las embarazadas, pero desaparece cuando finaliza el embarazo. Tienen mayor riesgo de desarrollar diabetes más tarde Después del embarazo, entre 5 y 10 por ciento de las

mujeres que han tenido diabetes durante el embarazo desarrollan diabetes tipo 2, y tienen una probabilidad de 20 a 50% de desarrollar diabetes durante los 5 a 10 años después del embarazo.

Causas
Para que se produzca la enfermedad se considera que tienen que darse una combinación de factores; tiene que haber una predisposición genética y sobre esta base se cree que un virus o algún tipo de trauma desencadena una respuesta inmunológica en el que el cuerpo destruye las células productoras de insulina.

Viviendo con diabetes
La Diabetes es una enfermedad crónica que no tiene cura y que puede traer muchas complicaciones si no la controlamos a tiempo. Son problemas que cambiarán su vida y no es fácil aceptarlo. La diabetes no afecta a ninguna de las capacidades físicas e intelectuales por lo que se puede hacer una vida normal como el resto de las personas.

Se requiere que el paciente tome conciencia de su enfermedad y cambie su estilo de vida, en los hábitos alimenticios, en la actividad física y logre progresivamente su peso ideal

Nutrición
La alimentación de las personas con diabetes debe ser igual que la de las personas sanas, es decir, una dieta equilibrada en la que se eviten especialmente el consumo de los carbohidratos de absorción rápida (azúcar, caramelos, golosinas, mermelada).

En la etapa inicial, recién diagnosticado, pueden ser de utilidad las dietas estándar y después hacer las modificaciones que se crea oportunas consultando con el médico

Tipos de alimentos:

Leches y derivados
Se recomienda la leche desnatada ya que la entera tiene el doble de calorías.
Tomar el equivalente de dos vasos diarios.
Se puede tomar café, pero es preferible que sea descafeinado.
Los yogures aromatizados tienen el doble de calorías que los naturales y el triple de hidratos de carbono.

En alguna ocasión se puede cambiar por una loncha de queso curado o dos de queso para fundir.

Carnes, pescados y huevos

Es mejor tomar más veces pescado (azul o blanco) que carne. Hay que procurar no tomar más de tres veces a la semana carne y es mejor que sea magra.

En alguna ocasión se puede sustituir por cerdo o cordero, pero hay que tener en cuenta que estas carnes tienen mayor cantidad de grasas saturadas.

No tomar más de dos huevos a la semana.

Patatas y legumbres

Potajes de legumbres 3 -5 días a la semana.
Procurar cocinarlos sin grasa animal (tocino, morcilla, chorizo, etc.)
Las patatas mejor cocidas que fritas. Las patatas fritas multiplican por 6 las calorías y se hacen ricas en grasas, mientras que las cocidas son bajas en calorías, colesterol y proteínas.

Frutas, verduras y hortalizas

La fruta es mejor tomarla a media mañana y media tarde.
Las verduras y hortalizas se pueden tomar todas.

Cereales y derivados

El arroz es mejor hervirlo y lavarlo para disminuir las calorías.
Cocer las pastas al dente.
Evitar las pastas con huevo.
No tomar arroz o pastas más de 1-2 veces a la semana.

Aceites y grasas

De los aceites el mejor es el de oliva. Máximo de tres cucharadas diarias.
Evitar los que no especifican de qué vegetal se trata, pues suelen ser aceites de coco o palma que tienen muchas grasas saturadas.
Evitar la mantequilla que es muy rica en grasas saturadas.

Varios

Las especias y hierbas aromáticas puede utilizarlas libremente.
Cocinar con poca sal.
Evitar los fritos, es mejor el horno, la plancha, el vapor o la parrilla.

Introducir fibra en la alimentación: pan integral, cereales integrales, muchas ensaladas, verduras y las frutas que se pueda con piel.

Alguna se vez pueden tomar refrescos no azucarados.

Si se está bien controlado se puede tomar un vaso de vino en la comida y en la cena.

Evitar las conservas y los embutidos.

Se puede tomar de vez en cuando frutos secos pero con moderación.

Consideraciones especiales

Edulcorantes

No se aconsejan los edulcorantes a base de azúcar de mesa y miel.

Los edulcorantes calóricos o nutritivos como la fructosa, dextrosa, sorbitol, manitol y xilitol tampoco son recomendables ya que pueden elevar las cifras de glucosa además suponen una alto aporte calórico.

Los edulcorantes utilizados son el aspartamo y la sacarina.

Sal

No es necesario suprimirla pero es mejor moderar su consumo para prevenir una posible hipertensión arterial.

Alimentos ricos en fibra

Incluirlos en la dieta siempre que sea posible, ya que son inabsorbibles prácticamente, retrasan la absorción de los glúcidos de la dieta.

Además del salvado, los alimentos con alto contenido en fibra son:

- Los cereales integrales.
- La fruta y la verdura.
- Legumbres y hortalizas.

Consejos en situaciones especiales:

Si se tiene fiebre:

- Aumentar el aporte de líquido.
- Suprimir proteínas y grasas.
- Mantener los hidratos de carbono: purés de verduras, frutas, sopas, compotas sin azúcar.

Si se tiene diarrea

Si es leve:

- Sustituir la leche por yogurt natural.
- Purés de verduras cocidas y caldos vegetales.
- Carne o pescado a la plancha.
- Arroz hervido.

- Frutas hervidas o en compota.

Si es grave:
- Suprimir los productos lácteos.
- Cereales de fácil digestión: maizena, arroz
- Manzana rallada (esperar que tome color oscuro por la oxidación)
- Líquidos abundantes: infusiones sin azúcar, agua de arroz hervido con sal.

Si se tiene vómitos:
- Dieta densa: papillas, purés, yogurt natural, líquidos (zumos de frutas naturales sin azúcar, infusiones)
- Si son copiosos, suprimir la ingesta de sal.

Colegio y cuidadores

Se pretende que la vida del niño sea lo más normal posible. Los profesores y cuidadores deben conocer que el niño es diabético y tener unos conocimientos básicos del problema. Lo habitual es que sean los padres los que formen a los profesores e incluso a los compañeros del niño.

Los puntos básicos que deben tratar son:
- Información sobre la enfermedad:
- Nociones generales.
- Horarios de comidas y tomas de suplementos alimentarios.
- Tipos de alimentos recomendables y desaconsejables.
- Signos de alarma.
- Tratamiento de las bajadas de azúcar.
- Técnica de Autoanálisis y de inyección de insulina.
- Localizar a los padres en cualquier momento.
- Facilitarles el número de teléfono del Centro de Salud, de Urgencias y Emergencias sanitarias.

El niño debe seguir las mismas actividades que sus compañeros, tanto a nivel escolar como deportivo, ocio, etc. El horario de comidas del colegio es fijo, por lo que no ocasiona ningún problema. Deben tomar un suplemento a media mañana y a media tarde, así como antes de la clase de gimnasia o cuando vaya a realizar un ejercicio extra.

El ejercicio es aún más importante que en los demás niños, por lo que no debe ser excluido en ningún momento.

Fimosis

Entra dentro del apartado de patologías de órganos genitales externos y es la estrechez prepucial que determina dificultad o incapacidad para retraer manualmente el prepucio por detrás del surco balanoprepucial y descubrir totalmente el glande. Puede ser completa o filiforme, parcial o anular. Esta condición es considerada fisiológica en los menores de 2 años (80% de los recién nacidos); en este período el prepucio se encuentra protegiendo al glande y al meato de las ulceraciones amoniacales.

Durante los primeros años, el acúmulo de esmegma (descamación celular con secreción sebácea) en el surco coronal, las erecciones y el crecimiento peneano, resuelven la fimosis y las adherencias prepuciales de manera espontánea en un alto porcentaje de los niños. El acúmulo de esmegma que se observa por transparencia, como quistes amarillentos, no ocasiona problema a menos que se comuniquen al exterior; si esto ocurre los quistes deben desprenderse como parte del aseo diario.

Las adherencias prepuciales no deben liberarse forzadamente ya que se reproducen en un alto porcentaje, especialmente en el niño menor. Éstas se resuelven totalmente en forma espontánea al llegar la pubertad.

Al cabo de los tres años la incidencia de fimosis es sólo de un 10% y a los 17 años es del 1%. La mayoría de las fimosis en mayores de tres años es consecuencia de una retracción temprana forzada, no recomendada, que provoca fisuras radiales del prepucio lo que determina una fimosis cicatricial iatrogénica. Existe además, otra forma de fimosis adquirida, por una reacción dermatológica del prepucio, de etiología desconocida: la balanitis xerótica esclerosante, cuyo tratamiento es quirúrgico.

La fimosis predispone a infecciones balanoprepuciales o balanopostitis, infecciones urinarias, obstrucción o micción dificultosa (en "globito") y a parafimosis. La balanitis o balanopostitis es un aumento de volumen doloroso con secreción purulenta balanoprepucial, principalmente en pacientes con fimosis y mala higiene. El aseo local y la antibioterapia local u oral, según el origen y la severidad del cuadro clínico, son la base del tratamiento.

La parafimosis es una emergencia urológica en que una fimosis, por una maniobra de reducción indebida, se atasca por detrás del surco balanoprepucial, con estrangulación progresiva del prepucio y del glande. Es obligatoria una reducción manual o quirúrgica de urgencia.

La circuncisión está reservada para aquellos niños mayores de tres años con fimosis o con antecedente de balanitis, parafimosis o infecciones urinarias, o por motivos religiosos o raciales. Deben estudiarse previamente otras causales de infección urinaria antes de plantear la circuncisión en estos casos.

A pesar de las relativas ventajas, la circuncisión tiene sus indicaciones precisas, ya que el prepucio es una estructura anatómica de protección y una zona erógena necesaria. La circuncisión no está exenta de complicaciones (0,1% a 35%, según las series). La más temida es la meatitis estenótica, con su consecuente estenosis de meato de difícil tratamiento. Es conocida la baja incidencia de cáncer de pene en pacientes circuncidado, pero en el caso de pacientes no circuncidados el mayor factor de riesgo es el mal aseo.

Criptorquidia

La criptorquidia es la falta de descenso testicular permanente desde el retroperitoneo al escroto en su trayecto de descenso normal. Si el testículo se localiza fuera de este trayecto se le denomina testículo ectópico. Ambas condiciones se conocen como testículo no descendido. Si el testículo está ascendido pero desciende fácilmente al escroto durante el examen y permanece en él, es llamado testículo retráctil o en ascensor; esta condición es frecuente en niños entre los 6 meses y los 13 años (80%), por un reflejo cremasteriano presente, más acentuado entre los 2 y 7 años, período donde los testículos retráctiles se confunden fácilmente con la criptorquidia. Después de la pubertad este reflejo está ausente en casi todos.

La incidencia de criptorquidia en recién nacido de pretérmino es del 30% y en los de término es del 3,4%. Durante el primer año de vida, especialmente los primeros seis meses, los testículos descienden en el 95% de los prematuros y el 75% de los términos, por un elevado nivel de andrógenos plasmáticos. A partir del primer año y hasta la vida adulta la incidencia de criptorquidia es de un 0,8% a 1%. Los casos bilaterales son 10% a 20% y en un 20% se presentan como testículos no palpables. La incidencia de menarquia o ausencia testicular unilateral va desde un 3% al 5% de todos los testículos no descendidos.

La causa de la criptorquidia generalmente es multifactorial: por persistencia del canal peritoneovaginal (50% a 90%), mala implantación del gubernaculum testis, vasos espermáticos cortos, anomalías epidídimo-testiculares (23% a 86%) o alteraciones del eje hipotálamo - epifisiario - testicular.

Los testículos no descendidos se clasifican según su localización en intra-abdominales, canaliculares, ectópicos (perineal, femoral, inguinal superficial, suprapúbico o escrotal contralateral) y no palpables.

El diagnóstico de criptorquidia es clínico, mediante un examen físico en adecuadas condiciones de tranquilidad y temperatura. Si embargo, en el caso de testículo no palpable el ultrasonido inguinal permite descartar la presencia de tejido testicular bajo el anillo inguinal interno, lo que corresponde al 50% de los testículos no palpables.
Con la incorporación de la laparoscopia, éste ha pasado a ser el examen de elección para la ubicación de los testículos intra-abdominales, siendo ésta la localización que se asocia con más alta incidencia a cáncer testicular.

En el caso de testículos no palpables bilaterales, el estudio comienza con un examen cromosómico y endocrinológico, para descartar la anorquia o ausencia testicular bilateral.
La indicación quirúrgica se debe a razones de fertilidad, psicológicas y cosméticas como también a hacer accesible el testículo para el auto-examen, elemento fundamental en la pesquisa precoz de un cáncer testicular. La criptorquidia aumenta en 35 a 48 veces la incidencia de cáncer testicular, especialmente en la localización intra-abdominal y predispone además a la torsión testicular y al traumatismo testicular. El tratamiento de elección es la corrección quirúrgica ya que las alteraciones en la línea germinativa en una criptorquidia comienzan después del segundo año de vida y existe un descenso espontáneo durante los primeros meses. La edad actual de la indicación quirúrgica es entre los 12 y 18 meses.

En el caso de criptorquidia pos-puberal, atrofia testicular severa y testículos disgenéticos en estados de intersexo, la indicación es la orquidectomía. En el caso de testículos no palpables, en el mismo acto quirúrgico se realiza la laparoscopia y el eventual descenso testicular.

El tratamiento hormonal con HCG, GnRH o terapia combinada está reservado para las criptorquidias bilaterales con fines diagnósticos y terapéuticos y ha de realizarse antes de los 18 meses de vida. El éxito de este tipo de tratamiento no supera el 35%. Los testículos retráctiles no requieren tratamiento, sino sólo seguimiento. El pronóstico de la criptorquidia depende de la localización, de las malformaciones epidídimo-testiculares asociadas, de la prontitud del tratamiento y del seguimiento.

Sindrome testicular agudo

El Síndrome de testículo agudo consiste en la tríada: aumento de volumen, dolor, e inicio brusco, en ocasiones asociado a síntomas generales como: fiebre, vómitos y molestias urinarias. Esto puede deberse a:

- Un origen vascular por una torsión testicular, torsión de la hidátide de Morgagni o una hernia inguinal atascada.
- Un origen inflamatorio como una epididimitis u orqui-epididimitis aguda y edema escrotal idiopático.
- Un origen traumático.
- A tumores, hidrocele, hematocele, púrpura de Schoenlein Henoch, etc.

Las causas más frecuentes de este cuadro son: la torsión de la hidátide de Morgagni, la epididimitis y la torsión testicular. La diferencia clínica entre estos cuadros es muy difícil y cualquier examen complementario que demore el tratamiento más allá de 6 horas de iniciado el cuadro clínico puede determinar un daño irreversible. Luego, si no se puede descartar el compromiso vascular mediante el examen físico o con la ecotomografía testicular Doppler color, se debe intervenir inmediatamente.

La torsión testicular ocurre por una incompleta fijación testicular. Esto puede presentarse a cualquier edad, siendo más frecuente en dos períodos: la vida intrauterina (torsión extravaginal, 5% de los casos) a partir de la semana 28a de gestación y la pubertad (torsión intravaginal), entre los 8 y los 18 años. Esta torsión es dos veces más frecuente a izquierda. Entre los factores predisponente están: El traumatismo (20%), la criptorquidia, los tumores testiculares y el antecedente de torsión testicular contralateral previa (30% torsión bilateral asincrónica.

El diagnóstico es clínico, y se basa en el inicio brusco, aumento de volumen, signos inflamatorios locales y reflejo cremasteriano abolido. Si el cuadro es de larga data y tiene compromiso vascular avanzado, el testículo aparece de consistencia dura, e indoloro. La ecotomografía testicular, con Doppler color y los estudios de perfusión nuclear son de utilidad, pero de difícil disponibilidad y no descartan en un 100% el diagnóstico de torsión testicular.

Por las gravísimas consecuencias, ante la sospecha clínica y para no retardar el tratamiento, la exploración quirúrgica es obligatoria. Ésta consiste en confirmar el diagnóstico, reducir la torsión y practicar una fijación testicular bilateral. En el caso de daño testicular irreversible se realiza la orquidectomía y la fijación testicular contralateral.

El pronóstico depende de la precocidad de la consulta, el grado de la sospecha diagnóstica y el tratamiento oportuno. El daño vascular aparece después de 6 horas de iniciada la torsión. En la práctica clínica, sólo el 25% de los casos de torsión testicular son tratados a tiempo.

La epididimitis aguda es menos frecuente y de curso lento; se presenta con dolor, enrojecimiento y aumento de volumen del epidídimo. Puede extenderse al testículo, al escroto y tejidos vecinos. Se asocia a fiebre, síntomas generales o urinarios. Puede ser secundaria a una infección urinaria, especialmente en niños con malformaciones del tracto urinario, antecedentes de instrumentación uretral, reflujo uretro-vesículo-deferencial o con una implantación ureteral ectópica en la vía espermática.

La ecotomografía testicular Doppler color permite ver un aumento del flujo sanguíneo en el testículo y epidídimo. Siempre en caso de duda se justifica la exploración quirúrgica.
El tratamiento es médico, con medidas generales (reposo, analgésicos, antiinflamatorios y suspensión escrotal) y la antibioterapia está reservada a los casos con infección urinaria. En estos casos es indispensable el estudio de imágenes para descartar una malformación urológica.

Varicocele
Es una várice formado por el plexo pampiniforme supraescrotal debido a una incompetencia valvular venosa de la vena espermática interna provocando flujo retrógrado al testículo. La incidencia en varones mayores de 15 años es mas o menos de un 15%. No hay diferencia racial. No se conoce el mecanismo por el cual el varicocele

daña la función testicular, algunos autores sugieren que puede deberse a alteraciones del mecanismo termorregulador del testículo. Se detecta en un 89% durante un examen físico de rutina, un 7% detectado por el paciente y un 4% por disconfor o dolor testicular. Se caracteriza por una masa indolora paratesticular que se evidencia en posición de pie y se reduce notablemente en decúbito, haciendo indispensable durante el examen físico el estudio en decúbito de todo niño mayor de 9 años. El 90% de los casos se presenta en el lado izquierdo y el 4% solo en el lado derecho.

El grado I es una varice pequeña que solo se evidencia en posición supina, grado II cuando se detecta en posición decúbito de tamaño medio 1-2 cm de diámetro y grado III de gran tamaño > de 2 cm de diámetro, asociado a una disminución del tamaño testicular. El tamaño testicular se correlaciona directamente con la función testicular; recuento total de espermios, motilidad, niveles hormonales de FSH, LH y testosterona.

El diagnóstico es fundamentalmente clínico. La ultrasonografía testicular Doppler color confirma el diagnóstico clínico o diagnostica un varicocele subclínico, además determina el volumen testicular. Este último puede ser también determinado por un orquidómetro. En el adulto también es útil un espermiograma para evaluar la disfunción testicular.

En los pacientes donde no es posible realizar un espermiograma, los varicoceles de gran tamaño o aquellos asociados a un testículo de menor tamaño que el contralateral (diferencia > de 3 cc de volumen) tienen indicación quirúrgica. El tratamiento quirúrgico consiste en la ligadura retroperitoneal o inguinal selectiva de las venas espermáticas, conservando la arteria espermática especialmente en los púberes.

Hernias y patologia del proceso peritoneo-vaginal

A partir de la semana 28 de gestación, el testículo desciende por el proceso vaginal o conducto peritoneo-vaginal hasta el escroto, sobre la guía del gubernaculum testis, la presión intra-abdominal y la acción de la dihidrotestosterona, cerrándose posteriormente antes o inmediatamente después del parto. La persistencia de este conducto puede ser variable, dando origen a diferentes presentaciones clínicas. La hernia inguinal indirecta corresponde al 98% de las hernias en Pediatría y se debe a una amplia persistencia del conducto peritoneovaginal. La incidencia de hernias inguinales en los niños es de un 1,5%, siendo más frecuente en varones, y un 65% corresponde al lado derecho. En un 15% son bilaterales. Los prematuros tienen una incidencia 2 a 3 veces mayor.

Esta hernia se presenta como un aumento de volumen inguinal o inguinoescrotal fluctuante, que puede aparecer posteriormente a un cuadro bronquial obstructivo, constipación o aumento de la presión intra-abdominal. Puede asociarse a irritabilidad y llanto por tracción del meso o por compresión visceral. El diagnóstico es clínico siendo muy importante el dato aportado por los padres. Generalmente, luego de maniobras de Valsalva se palpa el contenido herniario o sólo se palpa el saco (signo de la seda) deslizando los dedos sobre le anillo inguinal superficial. El cordón espermático - o el ligamento redondo en la mujer - están más engrosados que el contralateral.

El diagnóstico diferencial se hace con adenopatías, criptorquidia o testículo en ascensor. Es importante diferenciar en las mujeres un ovario herniado de un ganglio inguinal.
Las hernia inguinal complicada ocurre en el 5% de las hernias inguinales, más frecuentemente en los menores de 1 año. Si el contenido herniario no se puede reducir, se habla de hernia inguinal atascada, si es que no hay signos objetivos de compromiso vascular, a diferencia de la hernia inguinal estrangulada. Cuando el contenido de la hernia inguinal complicada es intestinal el cuadro puede presentarse como una obstrucción intestinal.

La hernia inguinal se opera cuando se diagnostica, previa evaluación preoperatoria. Sólo se puede diferir transitoriamente por un cuadro médico concomitante, si la hernia es reductible. La hernia atascada de más de 6 horas de evolución y la hernia estrangulada son de resorte quirúrgico de urgencia.

Es importante en la exploración verificar la indemnidad intestinal y testicular. La exploración contralateral en lactantes es de rutina en: niñas, prematuros o cuando la hernia es izquierda, por la alta probabilidad de un proceso peritoneovaginal presente al lado derecho.

El hidrocele del testículo es un acúmulo de líquido peritoneal a nivel de la vaginal testicular en el escroto, por una fina persistencia del canal peritoneovaginal. Se presenta como un aumento de volumen fluctuante a nivel escrotal, siendo de mayor tamaño durante el transcurso del día. Por ello, recibe el nombre de hidrocele comunicante. Si el hidrocele aparece de manera brusca, puede confundirse con una hernia complicada. Signos como consistencia renitente, transiluminación positiva, color azuloso, ausencia de dolor y de signos inflamatorios locales y hallazgos típicos al ultrasonido permite hacer el diagnóstico diferencial.

El tratamiento es conservador, con cierre espontáneo del proceso vaginal, especialmente durante el primer año de vida (95%). Cuando ocurre el cierre, el hidrocele deja de ser fluctuante y se transforma en hidrocele no comunicante, signo de buen pronóstico de resolución espontanea. Si persiste el hidrocele o aparece después del año, tiene indicación operatoria, que consiste en el cierre del canal peritoneo vaginal persistente.

El hidrocele del cordón o quiste del cordón en hombres, o quiste de Nuck en mujeres, corresponde a una persistencia del canal peritoneo-vaginal a nivel del cordón con cierre proximal y distal. En general es asintomático y también se trata en forma expectante, operándose sólo en niños mayores de un año.

TEMA 18

SEGURIDAD

Prevención de la muerte súbita del lactante (smsl)

Se define como la muerte brusca e inesperada de un lactante, aparentemente sano, menor de un año de edad, a la cual no se encuentra explicación después de una investigación minuciosa del caso, incluyendo la realización de una autopsia completa, el examen de la escena del fallecimiento y la revisión de la historia clínica.

Magnitud del problema:

✓ El SMSL es la primera causa de muerte postneonatal (entre el mes y el año de vida) en los países desarrollados.

✓ En España no hay estudios de incidencia válidos, pero se asume una tasa aproximada de 2 por mil nacidos vivos.

✓ La máxima incidencia se produce entre los 2 y 3 meses de edad. Muy poco frecuente antes del primer mes y después de los 6 meses, excepcional después del año de vida.

✓ Es más frecuente durante los meses fríos y húmedos.

✓ Hay un predominio del sexo masculino.

✓ La gran mayoría de los casos ocurren entre la medianoche y las nueve de la mañana, por lo que se ha supuesto que acontecen durante el sueño.

✓ El antecedente de un hermano fallecido por SMSL aumenta el riesgo de recurrencia en hijos posteriores hasta 5 veces más que la población general. Si se trata de familias de riesgo psicosocial el riesgo de recurrencia es aún mayor.

En los hermanos gemelos existe un riesgo de hasta un 4% en las primeras 24 horas después del fallecimiento del hermano. Pasado ese tiempo el riesgo es igual que el de los hermanos en general.

Episodio Aparentemente Letal (EAL)

Se describe como una apnea brusca con cambios en la coloración (cianosis o palidez, y más raramente enrojecimiento o plétora), en el tono muscular (hipotonía o hipertonía), y con sensación de muerte inminente (muerte súbita abortada)

Prevención. Estrategia poblacional. Consejos para toda la población

Como es imposible identificar las futuras víctimas del SMSL las autoridades sanitarias actúan sobre aquellos factores que sean vulnerables de acción preventiva. Con los conocimientos que actualmente se tienen sobre el problema puede recomendarse a la población general los siguientes consejos preventivos:

- Evitar la posición de prono durante el sueño en los lactantes hasta los 6 meses de edad.
- El **decúbito supino** para dormir es la **postura más segura** y claramente preferible al decúbito lateral. Sólo por una indicación médica específica (reflujo gastroesofágico grave, prematuros con enfermedad respiratoria activa y ciertas malformaciones de las vías aéreas superiores) puede recomendarse el decúbito prono.
- Desaconsejar fuertemente el **tabaquismo de los padres**, especialmente de la madre, prioritariamente durante la gestación aunque también después del nacimiento. Si no es posible reducir el hábito, evitar al máximo la exposición del lactante.
- Evitar el **arropamiento excesivo** del lactante, especialmente si tiene fiebre, cuidando de no cubrirle la cabeza. Mantener una temperatura agradable en la habitación (idealmente de 20 a 22º C).
- Evitar los colchones blandos o de lana, los almohadones, los colgantes al cuello y cualquier otro objeto que pueda provocar asfixia durante el sueño, como cintas o cordones, en las inmediaciones de la cuna.
- Amamantar al pecho.

De todos ellos, **evitar el decúbito prono** ha sido el que ha resultado **más eficaz**, con una disminución del 30 al 50% en la tasa de mortalidad por SMSL en todos los países donde se ha conseguido disminuir drásticamente la prevalencia de esta postura. También han demostrado ser eficaces el no arroparle demasiado y el no fumar en su presencia. El resto de los consejos (evitar colchones blandos y el amamantar al pecho), a pesar de no haber demostrado su eficacia en la prevención del SMSL se incluyen en las recomendaciones de todos los expertos (AAP y AEP).

Es importante señalar que ningún estudio ha encontrado un aumento de la mortalidad a causa del decúbito supino, por lo que no se debe temer una mayor incidencia de aspiraciones o atragantamientos con esta postura.

El decúbito lateral es inestable y muchos de los niños colocados así acaban en prono. Además, presenta un mayor riesgo de SMSL (6,57 veces) que el decúbito supino.

Estrategia individual. Medidas específicas para la población de alto riesgo.

Para los niños considerados de alto riesgo por los expertos, hermanos de víctimas de SMSL, niños que han sufrido un episodio aparentemente letal (EAL), pausas de apnea idiopáticas en un nacido a término y prematuros sintomáticos se realizará:

• Protocolo clínico de estudio
• Monitorización domiciliaria

Para lo cual se derivarán al hospital de referencia.

Prevención de accidentes

En los países desarrollados, los accidentes constituyen la primera causa de muerte en la infancia después del primer año, destacándose además como la primera causa de años potenciales de vida perdidos. La magnitud del problema y el hecho de que la mayoría de las lesiones accidentales sean previsibles y, por lo tanto, susceptibles de prevención justifican la intervención. Sin embargo el origen multifactorial de los mismos hace muy difícil evaluar su eficacia y su efectividad. La experiencia del TIPP (The Injury Prevention Program, aplicado a niños menores de 4 años, y enfocado a la seguridad de ocupantes de coche, quemaduras y caídas, demuestra que el consejo sistemático es un método costo– efectivo y factible en atención primaria.

Efectividad de la intervención

La efectividad de la intervención también depende de la estrategia utilizada y es inversamente proporcional al esfuerzo que precisan. La promoción educativa para cambiar hábitos o conductas es mucho menos efectiva que la modificación del medio con medidas protectoras y su legislación correspondiente, cómo la utilización de suelos blandos (caucho) en los parques públicos o la colocación de vallas alrededor de los mismos.

En cuanto a la promoción de la salud a través del consejo educativo, existen pocos datos sobre la efectividad de cada intervención educativa aislada. La eficacia de las medidas de protección de accidentes domésticos y en el automóvil está más que demostrada pero existen pocos estudios que puedan demostrar su efectividad. El consejo de usar asientos de seguridad en el automóvil es especialmente efectivo reduciendo hasta en un 70% las lesiones graves. No ocurre así en el caso del consejo de usar el casco para ir en bicicleta, ya que aunque resulta muy eficaz (reduce los traumatismos craneales graves entre un 40– 70%) es poco efectivo al no existir una legislación que lo regule.

Estrategia
En cuanto a la estrategia utilizada existen tres campos de actuación
- ➢ Información a la Población, a través de anuncios en TV, distribución de folletos o carteles anunciadores, dirigidos a la población de riesgo. Varios estudios controlados han fracasado para demostrar cualquier reducción de accidentes tras éstas campañas divulgativas.
- ➢ Legislación para la modificación técnica del medio. La sistemática identificación y reducción de peligros en el medio previene los accidentes. Numerosos estudios han demostrado el gran impacto en la reducción de accidentes en el hogar y en los lugares de recreo a través de modificar el ambiente regulada por una legislación.
- ➢ Consejo individual. Los profesionales sanitarios pueden jugar un papel importante en la prevención de accidentes a través de la guía anticipatoria y el consejo sobre medidas de seguridad.

Ensayos clínicos aleatorizados apoyan la eficacia del consejo en Atención Primaria para mejorar el conocimiento y el comportamiento de los padres en cuanto a la prevención de accidentes, pero se ha podido demostrar que su eficacia sobre la morbilidad o mortalidad son mínimas. Sin embargo existe bastante buena evidencia, procedente de múltiples estudios observacionales, que puede asegurarse que un comportamiento paterno seguro está asociado con una disminución de los accidentes en la infancia.

La responsabilidad en cuanto a educación vial y prevención de conductas violentas corresponde a la familia y la escuela. El papel del sistema sanitario se limita a informar a las familias sobre aspectos concretos a cuidar.

Epidemiología
Aunque la mortalidad por accidentes infantiles ha disminuido en los últimos 15 años en España continúa siendo una de las primeras causas de muerte entre 1 y 14 años. La edad más frecuente de consulta hospitalaria urgente por este motivo es 2 - 3 años y se describen dos picos de frecuentación, uno entre los 1 y 3 años y otro entre los 11 y 14 años. Los accidentes son más frecuentes en los niños que en las niñas.

Los accidentes que más ingresos ocasionan en términos absolutos son los traumatismos y las quemaduras. Las lesiones accidentales más frecuentes son por orden los traumatismos (más del 90%), las intoxicaciones (2 - 4%), las quemaduras (menos del 2%), y otras (mordeduras, arañazos y picaduras, y ahogamientos).

Son factores de riesgo la edad de los padres mayor de 30 años y el bajo nivel socioeconómico. En el lactante y preescolar predominan los accidentes domésticos, sobre todo contusiones, heridas y quemaduras; en el escolar las intoxicaciones, y en el adolescente, las caídas y accidentes de tráfico. La naturaleza de los accidentes y los lugares donde se producen varían con la edad.

Actividades preventivas
Las actividades preventivas las agruparemos en tres grandes grupos:
- Menores de dos años.
- De dos a seis años.
- De seis a catorce años.

Menores de dos años
Accidentes de tráfico
La eficacia de las medidas de seguridad en el automóvil está de sobra demostrada. Se utilizará la silla de seguridad correspondiente según el peso del niño. Se debe prestar máxima atención a la instalación de la silla, no sólo comprobando los puntos de anclaje, sino la holgura del arnés de sujeción al cuerpo del niño. La actual normativa de tráfico legisla que los menores de 3 años están **siempre** obligados a utilizar un sistema de retención homologadoa su peso y talla.

Caídas y traumatismos
Hay que utilizar una cuna homologada (separación de barrotes adecuada, pinturas y barnices no tóxicos, etc.) y que utilice protectores contra golpes en la cuna. Los padres o los cuidadores no deben dejar nunca al bebé solo en una superficie alta (cama, cambiador, sillón, etc.) ya que podría deslizarse y caer, y tampoco lo deben dejar al cuidado de hermanos pequeños, también hay que extremar precauciones con animales domésticos.

Debemos evitar el mover la cabeza del niño con fuerza, zarandearlo o "tirarlo por los aires" porque puede ocasionar lesiones cerebrales.
El andador o "taca - taca" no se recomienda en ningún caso ya que su uso aumenta el número de caídas y traumatismos.
El parque - cuna es un lugar seguro para los juegos del niño.

Es aconsejable no poner manteles para evitar los "tirones" y que caiga sobre el niño lo que hay sobre la mesa, poner barandillas en las escaleras y evitar el paso a los balcones y ventanas, sujetar las puertas para evitar que se atrape los dedos y revestir los cantos agudos que están a su altura. No se deben colocar objetos cerca de ventanas, balcones o muebles que sirvan de "escalera" para subir hasta ellos.

Asfixia y estrangulación

El uso de almohadas, dormir con adultos o tomar el biberón solo y acostado puede ser la causa de asfixia o atragantamiento; además las dos primeras situaciones están relacionadas con la muerte súbita del lactante y la tercera con el desarrollo de otitis media. Hay que tener en cuenta el peligro de estrangulamiento si se colocan cadenas en el cuello del niño o móviles con cuerdas largas; y peligro de asfixia si se dejan bolsas de plástico o globos a su alcance.

Quemaduras

Fumar en casa, además de ser perjudicial para la salud del niño, puede provocarle quemaduras e incluso un incendio. Antes de darle el biberón se debe probar la temperatura. No se aconseja el calentamiento con microondas ya que lo hace de forma irregular y podemos provocar quemaduras en la orofaringe (parte de la faringe comprendida entre el paladar blando y el borde superior de la epiglotis) e incluso en el esófago. Se debe comprobar la temperatura del agua antes de bañar al niño. Primero se llenará con agua fría y después con la caliente.

La cocina se considera un lugar muy peligroso. El evitar cocinar con el niño en brazos o colocar los mangos de las sartenes orientados hacia el interior de la cocina, puede evitar muchos problemas.

Para evitar las quemaduras solares hay que tener en cuenta las siguientes recomendaciones:

- Evitar la exposición solar de 12 a 16 horas.
- Poner siempre gorra, camiseta, crema solar con factor protector 15 o superior y bajo la sombrilla.
- Ofrecer líquidos con frecuencia.
- Aplicar la crema 20 minutos antes de la exposición solar y repetir cada dos horas.

La playa no se recomienda hasta que el niño haya cumplido los 6 meses.

Ingestión/aspiración de cuerpos extraños

Hay que evitar la ingestión y posible aspiración hacia la vía aérea de cuerpos extraños desaconsejando el uso de pendientes o pulseras, imperdibles o ropa con botones o adornos en la parte delantera. Asimismo evitaremos poner a la alcance juguetes pequeños o desmontables, frutos secos, monedas, caramelos (especialmente los de "cristal") ,chicles y globos..

Ahogamiento

No se debe dejar al niño solo en el baño ni "un segundo" y extremar las medidas de vigilancia en playas o piscinas.

Lesiones por electricidad

Hay que asegurarse de que se dispone de un interruptor diferencial (ICP) y que los enchufes tienen toma de tierra. Se deben proteger enchufes y evitar cables pelados o empalmados. Los aparatos eléctricos en funcionamiento requieren una estricta vigilancia si el niño está presente, y deberán estar desenchufados mientras se baña al niño.

Intoxicaciones

Se debe disponer de un armario cerrado con llave y en alto para los productos de limpieza, tóxicos y los medicamentos. Mantener los productos tóxicos en su envase original. Evitar llamar a los medicamentos "caramelos". Es conveniente tener siempre a mano, en un lugar visible, el número de teléfono del Centro de Toxicología Nacional (915620420). En caso de intoxicación llamar al 112.

Existen determinadas plantas y flores, de uso común, que pueden representar un verdadero peligro. Veamos algunos ejemplos:

- La ingestión de hojas de Flor de Mundo (Hortensia) produce trastornos gastrointestinales.
- La hiedra común es purgativa en pequeñas dosis mientras que si se toma en grandes dosis puede producir dificultad respiratoria y coma.
- La savia de la Flor de Pascua (Poinsettia) y del Caladio (Caladium) producen efectos similares, irritación y ampollas si entra en contacto con la piel y gastroenteritis e incluso delirio si se ingiere.
- La savia de la Teresiana (Dieffembachia) es venenosa; si se mastica produce una grave inflamación de la boca y garganta que impide beber, comer y hablar.

- La Adelfa (Nerium Oleander) es bastante frecuente en nuestros jardines, sin embargo, todas las partes de esta planta son venenosas. La ingestión de una sola hoja puede ser mortal.

Preescolar: de dos a seis años

Los niños de 2 a 3 años son rápidos y corren, pero continúan ignorando el peligro. Necesitan vigilancia (en su casa y en las áreas de juego) y enseñanza, sobre todo con el ejemplo y mostrándoles los diferentes peligros. Por eso, además de las recomendaciones anteriores deberemos tener en cuenta:

- Su vigilancia en los parques públicos mientras juegan, eligiendo zonas de juego con suelo de arena, caucho o césped y evitando que jueguen solos en toboganes y columpios.
- En cuanto a seguridad vial, no soltarlos nunca de la mano y darle buen ejemplo con nuestra conducta como peatón y conductor/a. En el automóvil, se usará un asiento convertible anclado en el asiento trasero en el sentido de la marcha.
- No se aconseja dar frutos secos, palomitas de maíz (cotufas, roscas), caramelos "de cristal" hasta los 5 años por la posibilidad de aspiración.

Los niños de 3 a 6 años exploran todo lo que hay a su alrededor. Corren, trepan y cruzan la calle cuando menos lo esperamos. Ya son capaces de responder a nuestros consejos pero todavía necesitan educación.

Por eso debemos:
- Insistir en vigilar los lugares de juego (casas viejas, obras, etc.) y evitar el juego en las aceras y lugares de tráfico, enseñándoles las normas viales.
- Montar en bicicleta por lugares seguros, insistiendo en el uso del casco, rodilleras y coderas.
- Se les debe enseñar a que no hablen con desconocidos y que no acepten nada de ellos; a respetar a los animales, especialmente a los que no conocen y cuando estén comiendo.
- Es muy importante que aprendan a nadar, especialmente en nuestro medio, y a usar flotadores y chalecos homologados. Aún cuando sepan nadar se deberá vigilarlos muy de cerca en playas y piscinas.
- Se les deberá enseñar los peligros del agua, el fuego, la cocina, etc.

Todas las precauciones hay que extremarlas en casas de familiares y amigos cuando se va de visita, sobre todas en aquellas en las que no vivan niños pequeños, y todas estas medidas de seguridad no son tenidas en cuenta.

De seis a doce años

En estas edades, además de todas las normas anteriores, se deben establecer normas de convivencia y de disciplina. Se mueven con autonomía en diferentes ámbitos, escuela, parque, actividades deportivas, etc. Están deseosos de conocerlo todo. Por ello es importante tener en cuenta las siguientes cuestiones:

- Se les debe enseñar las normas viales: respetar semáforos y señalizaciones, utilizar los pasos de peatones para cruzar la calle, caminar por la parte interna de la acera, no jugar en la calzada, etc.
- Les haremos ver la necesidad de un equipo adecuado para juegos, deportes, excursiones, por ejemplo, uso del casco, rodilleras y coderas cuando montan en monopatín, patines o bicicleta.
- Les hablaremos sobre los peligros del alcohol, tabaco y otras drogas.
- Se les debe enseñar las normas preventivas para ir al campo, la playa (ahogamientos, zambullidas de cabeza por el peligro de lesión medular), viajar en autobús o en coche. Aconsejándoles que no vayan de "paquete" en las motocicletas.
- Advertirles del peligro que corre al manipular aparatos eléctricos (abrir la puerta del frigorífico o enchufar algún aparato) con las manos mojadas o descalzo ya que corre el peligro de una electrocución. Así como los peligros de las prácticas de laboratorio, líquidos inflamables, los fuegos artificiales (voladores).
- Sería conveniente enseñarles a manejar determinadas herramientas y aparatos sencillos y técnicas de socorrismo.

Intoxicaciones en pediatría

En el mundo existen alrededor de 13 millones de químicos naturales y sintéticos, y menos de 3000 causan el 95% de las intoxicaciones. Un veneno (tóxico) es una sustancia capaz de producir efectos adversos en un organismo viviente. Existen distintos tipos, aquellos de uso humano (comidas y sus aditivos, medicamentos y cosméticos) y aquellos que no lo son (productos de limpieza, industriales, químicos, plantas y hongos no comestibles). Una sobredosis implica exposición a cantidades excesivas de los primeros y a cualquier cantidad de los últimos.

La principal causa de intoxicaciones son los medicamentos, seguidos de los productos de limpieza y luego picaduras y mordeduras de insectos o animales y fitosanitarios. Entre los medicamentos involucrados, los principales son aquellos que actúan sobre en Sistema Nervioso Central, seguidos por los antiinflamatorios no esteroidales y aquellos utilizados en patologías de la vía respiratoria. En un paciente intoxicado debemos asegurarnos de mantener al paciente con vida y lo más importante es tratar al paciente, no al tóxico.

Diagnóstico
Para diagnosticar una intoxicación es vital tener una historia clínica y examen físico lo más detallado posible dentro del contexto de urgencia de cada paciente.

Historia
- ✓ Si es posible, nombre y cantidad de cada sustancia.
- ✓ Tiempo, ruta, duración y circunstancias de la exposición.
- ✓ Tiempo de inicio, naturaleza y severidad de los síntomas
- ✓ Medidas de ayuda administradas.
- ✓ Historia médica y psiquiátrica, incluyendo medicamentos que el paciente habitualmente.

Examen físico
- Signos vitales, signos de estimulación o depresión.
- Examen físico, buscando lugar de entrada del tóxico

La presencia de ciertos síntomas y signos pueden clasificarse en síndromes tóxicos, dentro de los cuales los principales están:

- ➤ **Anticolinérgico:** midriasis, fiebre, íleo, taquicardia, rubor, mucosas secas, visión borrosa, retención urinaria, mioclonus, psicosis tóxica, agitación, convulsiones y coma. Causado por: Atropina, antihistamínicos, fenotiazinas, antidepresivos tricíclicos, floripondio (planta alucinógena). Acercamiento terapéutico: fisostigmina sólo en casos graves con riesgo vital.
- ➤ **Colinérgico:** miosis, salivación, epífora, defecación, emesis, bradicardia, broncoconstricción. Causado por: Insecticidas organofosforados y carbamatos,

pilocarpina.

Acercamiento terapéutico: Atropina, pralidoxima en intoxicación por organofosforados.

- ➢ **Extrapiramidal:** **c**oreoatetosis, hiperreflexia, trismus, opistótonos, rigidez y temblor. Causado por: Haloperidol, fenotiazinas.

  Acercamiento terapéutico: Difenhidramina y benztropina

- ➢ **Alucinógeno:** alucinaciones, despersonalización, desrealización.

  Causado por: Anfetaminas, canabinoides, cocaína, fenciclidina, alcaloides indol.

  Acercamiento terapéutico: Benzodiazepinas.

- ➢ **Narcótico:** estado mental alterado, respiración profunda, bradipnea, miosis, bradicardia, hipotermia.

  Causado por: Opioides, propoxifeno, pentazocina.

  Acercamiento terapéutico: Naloxona.

- ➢ **Sedante/hipnótico:** sedación con depresión del SNC progresiva. Coma, sopor, apnea, delirium, alucinaciones.

  Causado por: Anticonvulsivantes, antipsicóticos, barbitúricos, benzodiazepinas, etanol, fentanil, opioides, propoxifeno, antidepresivos tricíclicos.

  Acercamiento terapéutico: Flumazenil (benzodiazepinas), naloxona (opioides)

- ➢ **Serotoninérgico:** confusión, mioclonus, hiperreflexia, diaforesis, temblor, rubor, diarrea, fiebre.

  Causado por: Clomipramina, fluoxetina, isoniazida, paroxetina, sertralina, citalopram.

  Acercamiento terapéutico: Evitar síndrome de privación, uso de benzodiazepinas.

- ➢ **Estimulante:** agitación, taquicardia, temblor, insomnio, convulsiones, euforia, midriasis, anorexia y paranoia.

  Causado por: Anfetaminas, cafeína, cocaína, nicotina, efedrina, pseudoefedrina.

  Acercamiento terapéutico: Benzodiazepinas.

- ➢ **Solvente:** letargia, confusión, mareos, cefalea, agitación, incoordinación, desrealización, despersonalización.

  Causado por: Acetona, hidrocarburos, naftaleno, tricloroetano, tolueno.

  Acercamiento terapéutico: Evitar uso de catecolaminas en complicaciones cardiovasculares.

Medidas de apoyo:
- Protección de la vía aérea (Posición adecuada, Intubación en depresión del SNC).
- Oxigenación/ventilación (Ambú, Ventilación mecánica).

Tratamiento de arritmias:
- Apoyo hemodinámico (Soluciones intravenosas, drogas cardio y vasoactivas).
- Control de convulsiones, temperatura, alteraciones metabólicas.
- Prevención de complicaciones secundarias (Ej: Insuficiencia renal, hepática, etc.).

Prevención de la absorción

Descontaminación de piel y fanéreos: es muy importante en insecticidas, hidrocarburos aromáticos (tolueno, benceno, trementina) y otros derivados del petróleo (kerosene, éter, bencina blanca, bencina común). Se debe sacar la ropa, lavar rápidamente con agua la zona afectada. También se debe lavar el personal de salud si ha tocado el paciente, ya que con pequeñas cantidades pueden ser suficientes para causar toxicidad.

En el caso de los ojos, en el mismo lugar del accidente mediante lavado profuso y a presión por 15 a 30 minutos y hasta que llegue a un servicio de urgencia, "tratar primero y examinar después". Idealmente hacerlo con solución salina o agua o cualquier líquido bebible. La demora en algunos segundos en el tratamiento de lesiones por álcalis puede ocasionar daños irreversibles.

Emesis inducida: su indicación es un tema polémico, no debiera realizarse si se puede acudir a un servicio de urgencia debido a que si bien el riesgo de aspiración es bajo, puede ocasionar una neumonía aspirativa, cuadro grave en niños y con alta mortalidad. Se usa Jarabe de Ipeca, que causa emesis en 15 a 30 min (5-10 mL en menores de 1 año, 15 mL de 1 a 12 años y 30 mL en mayores de 12 años.

Contraindicaciones absolutas: compromiso de conciencia, ingestión de cáustico, la substancia ingerida causa depresión del SNC en poco tiempo.
Contraindicaciones relativas: lactantes menores de 6 meses, pacientes debilitados, enfermedad respiratoria o cardiaca severa, HTA severa, ingestión de hidrocarburos.

Lavado gástrico: medio secundario de remoción de un tóxico, si el paciente no ha vomitado antes. En comprometidos de conciencia se debe proteger la vía aérea previamente. Se realiza con una sonda nasogástrica gruesa (32-36 French) en volúmenes de 15 mL SF/kg por ciclo. Disminuye la absorción en 69% si se realiza en menos de 5 min, 31% a los 30 min y 11% a la hora, Aspiración en un 10% y perforación gástrica en <1%. Contraindicado en ingestión de corrosivos e hidrocarburos derivados de petróleo debido a que si el paciente aspira el contenido gástrico en estos casos tiene un alto riesgo de presentar una neumonía química.

Catárticos: estimulan la evacuación intestinal, se evita usarlos en niños pequeños porque puede deshidratarlos o provocar hiponatremia e hipocalcemia. Se utilizan 2-3 dosis de sulfato de magnesio 250 mg, o lactulosa 0,3 a 0,6 mL/kg/ de peso por dosis.

Adsorción
Carbón activado: principal adsorbente de tóxicos, se obtiene de la destilación de varios materiales orgánicos y corresponde a un polvo fino de color negro, inodoro y sin sabor. Evita la absorción gastrointestinal de substancias y para algunas drogas con circulación enterohepática aumenta su clearance mediante su aplicación en múltiples dosis.

Dilución: especialmente en ingestión de corrosivos, con 5 mL/kg de agua o leche. (ácidos, álcalis, cloro). Esta medida debe acompañarse de exploración del tubo digestivo (endoscopia) en ingestión de corrosivos más fuertes, como cloro de piscina, ácidos, álcalis o detergentes industriales o si se acompaña de otros síntomas como dolor abdominal importante, hematemesis o sospecha de perforación del tubo digestivo.

Irrigación total intestinal: mediante solución de colon (polietilenglicol y electrolitos) vía oral se aumenta la eliminación de algunos tóxicos a nivel intestinal (Litio, fierro y otras substancias que no son bien adsorbidas por el carbón activado. Se administra en adultos 2 L/hora y en niños 500 mL/hora hasta que el fluido rectal este claro. El paciente debe estar sentado. Se considera un excelente método de depuración intestinal.

Las quemaduras
Habitualmente se define a las quemaduras como lesiones provocadas en los tegumentos por la acción del calor. Tal vez sería más correcto

hablar de "alteraciones térmicas en los tejidos", ya que el frío, cáusticos químicos, las radiaciones, la electricidad e incluso la acción irritante de algunos seres vivos (peces, insectos) también las pueden provocar.

Las quemaduras entonces, son lesiones producidas en un tejido vivo, por la acción de diversos agentes, físicos, químicos o eventualmente biológicos, que provocan alteraciones que varían desde el simple cambio de coloración, hasta la destrucción de las estructuras afectadas.

En la denominación general de quemaduras se distinguen con nombre específico cierto tipo de lesiones que, según el agente causante, adquiere características particulares: **escaldaduras** provocadas por líquidos calientes, las **quemaduras** ígneas por la acción directa del fuego, las **quemaduras** provocadas por la electricidad, las **corrosivas** como consecuencia de ácidos o álcalis y las **congeladuras** producidas por el frío.

Causas

Los agentes productores de quemaduras son muy variados. En el Cuadro Nº1 se observa un resumen de los agentes etiológicos:

Cuadro Nº1		
Agentes Físicos	Térmicos	Sólidos
		Líquidos
		Gases
		Vapores
		Llama o fuego directo
	Eléctricos	Electricidad industrial
		Electricidad médica
		Electricidad atmosférica
	Radiantes	Sol
		Radium
		Rayos X
		Energía Atómica

Agentes Químicos	Cáusticos	Acidos
		Alcalis
Agentes Biológicos	Seres Vivos	Insectos
		Medusas
		Peces eléctricos
		Batracios

Patogenia

La lesión térmica ocasiona un grado variable de destrucción celular. La extensión de la lesión depende de la intensidad del calor, la duración de la exposición, el grosor de la piel y la conductancia del tejido. En una quemadura se pueden describir tres zonas concéntricas: un área central de espesor completo de necrosis que es irreversible. Aquí es donde la lesión es mayor.

Rodeando a ésta área usualmente hay una zona de isquemia. El tejido en esta zona puede sobrevivir o necrosarse dependiendo de la preservación del flujo sanguíneo. La infección, exposición o deshidratación pueden aumentar la isquemia y el resultado es la progresión de isquemia a necrosis.

Rodeando al área de isquemia usualmente hay un área de hiperemia. El flujo aumentado en esta zona es promovido por numerosos mediadores que son liberados desde los tejidos dañados (histamina, serotonina, complementos, leucotrienos, prostaglandinas)

Quemaduras en los niños

Las quemaduras en la población infantil constituyen un serio problema. Aparte del riesgo de morir que tiene el niño quemado, que es mayor que el del adulto, estas lesiones pueden dejar severas secuelas invalidantes, funcionales y estéticas que causarán desajustes psíquicos, sociales y laborales serios durante toda la vida.

Desde el punto de vista de salud pública, el tratamiento de estas lesiones consume una gran cantidad de recursos durante tiempos que suelen ser prolongados, como se observa con la prevención y manejo de las infecciones luego de la quemadura, así como también en la preparación de la zona injuriada para el injerto, y finalmente, en la cirugía reparadora de las secuelas retráctiles.

Pero tal vez lo más importante, es que se trata de un problema en el cual la prevención juega un rol fundamental, puesto que hay que tener en cuenta que los elementos relacionados con la preparación y consumo de alimentos causan aproximadamente la mitad de las quemaduras.

Las quemaduras eléctricas de la boca también son frecuentes y ocurren cuando los niños comienzan a caminar. Los preescolares se queman con fuego, producto de fósforos y encendedores. La enorme mayoría de estas quemaduras ocurren en el hogar y son resultado de accidentes previsibles.

Diagnóstico
Los conceptos básicos para el diagnóstico de una quemadura infantil son cuatro:
- Profundidad.
- Extensión.
- Localización.
- Edad.

Profundidad
La profundidad de la quemadura determina la evolución clínica que seguirá el proceso. Su determinación no es fácil, sobretodo en las primeras horas. Existen numerosas clasificaciones de profundidad en la literatura médica. Algunas de ellas están expresadas en grados 1º, 2º, etc.

Por la información clínica que entrega y su sencillez de aplicación, la clasificación de Fortunato Benaim es una de las clasificaciones más usadas en la actualidad en el paciente pediátrico.
F. Benaim distingue tres tipos de quemaduras según la profundidad:
- Tipo A o Superficial.
- Tipo B o Profunda.
- Tipo AB o Intermedio.

Cada una de estas tiene elementos de observación clínica que permiten una aplicación rápida

Las quemaduras de tipo A se caracterizan por el enrojecimiento de la piel, con posterior formación de flictenas, que al romperse, permiten observar un punteado hemorrágico fino. El dolor es intenso y la piel conserva su turgor normal.

Las quemaduras B, en las que hay destrucción total, no existe dolor. La piel está dura, acartonada y su color es blanquecino o gris. Se puede observar en ocasiones, los vasos de la red capilar superficial, coagulados.

Entre ambas formas se encuentra el tipo AB o intermedio cuyas características clínicas pertenecen a uno u otro tipo y que el tiempo y manejo se encargarán de ir definiendo.

Con criterio práctico, esta clasificación de Benaim dará una pauta segura de la evolución que tendrá la lesión.

Así las quemaduras tipo A epidermizarán en un plazo variable de 15 a 20 días sin dejar cicatriz. Las quemaduras tipo B formarán una escara que deberá ser eliminada o se eliminará sola, y necesitarán injertarse o cicatrizarán dejando secuelas retráctiles importantes en ambos casos.

Extensión

La determinación de la superficie corporal quemada debe ser determinada en el niño, con mucha exactitud, ya que expresa el pronóstico vital de la lesión.

De la extensión depende en gran parte la posibilidad de shock del paciente. Si se sobrestima, se corre el riesgo de sobrehidratación. Por otra parte, si se subestima, el niño se deshidratará. Todas las fórmulas de reposición de líquidos en el quemado están basadas en la extensión.

En el adulto se usa la tabla "de los nueve" o de Pulasky-Tennison. Los segmentos corporales tienen valores iguales a 9 o múltiplos de esta cifra. Así la cabeza y los miembros superiores representan cada uno 9%, la cara anterior al tronco, la cara posterior y cada miembro inferior 18%, los genitales 1%.

Esta regla no puede ser aplicada a los niños ya que la superficie de los segmentos corporales varía de acuerdo con su edad. Así el RN tiene muy desarrollada la cabeza (18%) y reducidos los miembros inferiores (14%). Esta diferencia irá cambiando con el crecimiento.

En 1944, Lund y Browder determinaron los valores de los segmentos corporales en cada edad. Esto se observa en el siguiente esquema tomado del Hospital Sick Children de Edimburgo.
Un método útil y práctico en los pequeños, consiste en aplicar la regla de la palma de la mano para medir la extensión de la superficie

quemada. Para estos efectos se considera que la superficie de la palma equivale a un porcentaje igual al 1%.

Localización

La localización de una quemadura será responsable del pronóstico. Así una lesión profunda que afecte pliegues de flexión, generará retracción y secuelas funcionales con toda probabilidad.

Existen "zonas especiales" que son potenciales productoras de secuelas: todos los pliegues de flexión, cara, manos y pies.
Hay quemaduras profundas localizadas en zonas específicas que podrían no tener gravedad del punto de vista vital, pero sí, desde el punto de vista funcional o estético (quemaduras de cara o de mano).

Edad

"Los niños no son adultos pequeños". El niño tiene un desarrollo que no es vertical. Sus sistemas van creciendo cumpliendo etapas que no suelen ser coincidentes a las de un adulto menudo. De ahí que presenten respuestas diferentes ante una misma agresión.

Diferencias Adulto-Niño

Labilidad hídrica. Los niños tienen muy pocas reservas de agua. El recambio diario de líquidos en un lactante representa la mitad de su líquido extracelular. El adulto solo moviliza la séptima parte en 24 horas. Por eso el niño cae fácilmente en shock hipovolémico. Al mismo tiempo es más fácil su recuperación.

La piel infantil es más fina, por lo que un mismo agente produce en el niño quemaduras más profundas que en el adulto. El tejido subcutáneo infantil es más laxo y se edematiza con gran facilidad.
Los segmentos corporales tienen diferencias fundamentales, como ya se vio anteriormente. Así la cabeza de un lactante menor representa un 18% de su superficie versus un 9% en el adulto. Esto es compensado con la disminución de superficie de los miembros inferiores, en especial los muslos que es la zona dadora de injertos por excelencia, por tanto el niño tiene menos superficie disponible para injertos. Existen diferencias también en la función renal y en los sistemas cardíaco y respiratorio.

Pronóstico

El resultado de una quemadura es muy variable. Una lesión sin importancia vital puede ser muy grave como daño estético o funcional.

Existen entonces diversas gravedades:

> **Gravedad Funcional**. Depende de la localización y la profundidad. Ejemplo quemadura B en un párpado.

> **Gravedad Estética**. También dependiente de la localización y profundidad. Ej. Cicatrices hipertróficas en la cara.

> **Gravedad Psíquica**. Es difícil evaluar el daño psíquico que sufre el niño quemado. Las reacciones durante el tratamiento o las secuelas como consecuencia de este, son absolutamente personales. Todo esto en el contexto de una personalidad en formación y muy a menudo con el agravante del sentimiento de culpa de los padres, con la tendencia a la sobreprotección del niño luego del accidente.

Manejo inicial de las quemaduras

I. Detener daño mayor:
- Extinguir o eliminar ropa inflamada
- En quemaduras químicas:
  - Lavado copioso con agua.
  - Irrigación ocular prolongada.
  - Remover ropa contaminada.
  - Lavado con agua helada. Sirve de alivio al dolor.

II. Mantener ventilación (ABC)
- Administrar oxigeno humidificado por máscara.
- Examinar vía aérea para detectar signos de daño por inhalación (pelos de fosas nasales chamuscados)
- Material carbonizado vía aérea superior.
- Edema o signos inflamatorios en vía aérea superior.
- Mantener vía aérea.
- Intubación endotraqueal en:
  - Trauma cervical asociado.
  - Trauma torácico severo asociado.
  - Edema agudo de vía aérea: daño por inhalación grave.
  - Si se intuba ventilación mecánica.

III. Resucitación cardiopulmonar (ABC)
Si no se detecta pulso o actividad cardíaca

IV. Historia
- Circunstancias del accidente.
- Enfermedades previas.
Medicamentos.

- Alergias.

V. Examen Físico
- Estimar extensión y profundidad de la quemadura.
- Pesar al niño.
- Revisar lesiones asociadas.

VI. Criterio de hospitalización en niños
- Quemaduras mayores a un 10% del área corporal.
- Quemaduras por inhalación.
- Quemaduras eléctricas.
- Quemaduras faciales o periorificiales.
- Quemaduras químicas.
- Sospecha de Síndrome Niño Golpeado.
- Lesión asociada seria o enfermedad preexistente.

VII. Reposición de volumen EV
- Prevención del shock y alteraciones hidroelectrolíticas. Es el plan terapéutico de mayor importancia en el tratamiento de urgencia del quemado las primeras 48 horas.
- Pacientes con quemaduras más de un 10% de superficie corporal.
- Instalación cánula EV en vena adecuada
- Sonda vesical a un sistema de drenaje cerrado.

VIII. Mantener circulación periférica en pacientes con quemaduras circunferenciales en extremidades.
Signos clínicos de dificultad circulatoria. Incluyen:
- Cianosis.
- Llene capilar dificultoso.
- Escarotomía.
- No es necesaria anestesia.
- Incisión en cara medio - lateral o medio - medial de la extremidad.
- Incisión a través de articulaciones comprometidas.
- Incisión sólo hasta permitir que se separen bordes de la escara.
- Fasciotomía: sólo cuando la lesión comprometa tejidos subfasciales.

IX. Intubación Nasogástrica
Con succión si hay náuseas, vómitos o distensión abdominal o si las quemaduras son extensas (más de 15%)

En quemados extensos, prevención úlcera gástrica con Ranitidina 5 mg/kg/día

X. Analgesia
Según necesidad.

Dipirona	10 - 30 mg/kg/dosis oral o im
	0,5 mg/kg/dosis 24 horas infusión continua
Paracetamol	15 mg/kg/dosis
Morfina	0,5 mg/kg/dosis oral
	0,2 mg/kg/dosis im
	0,002 - 0,005 mg/kg/dosis/bolo EV
	0,5 - 1 mg/kg/dosis infusión continua
Ketarolaco	0,5 - 0,9 mg/kg/dosis EV o im

XI. Profilaxis antitetánica en caso necesario
Uso de antibióticos profilácticos las primeras 24 a 48 horas no tiene beneficios.
Sólo se seleccionará gérmenes de mayor poder patógeno.
El diagnóstico de infección se debe hacer con biopsia bacteriológica. El estudio histológico indicará si existe o no invasión de microorganismos en tejido sano.

XII. Tratamiento local inicial
Limpiar y debridar con suero fisiológico todo tejido desprendido y desvitalizado
Cubrir quemaduras con apósito estéril seco o sábana limpia
No es conveniente usar antisépticos tópicos ya que no previenen la infección y constituyen un riesgo para la vitalidad de los tejidos.

XIII. Traslado
El tratamiento local de un quemado agudo grave debe realizarse en una unidad especializada. Una vez realizado el aseo quirúrgico, la única cirugía de urgencia a considerar es la escarotomía en quemaduras profundas circulares.

Para el traslado se requiere:

- Paciente reanimado y estabilizado.
- Vía venosa permeable.
- Quemadura cubierta.
- Sonda nasogástrica y sonda vesical instaladas.
- Momento oportuno, traslado rápido.
- Paciente acompañado.
- Centro de referencia informado previamente.

Quemaduras por inhalacion

Es raro el daño por calor directo en la vía aérea al inhalar aire caliente. Generalmente ocurre por el contenido gaseoso y de partículas de aire (oxido de azufre y nitrógeno). El mayor daño es causado por los compuestos químicos producidos por la combustión (alfombras, revestimientos) en el caso de un incendio.

Los componentes cáusticos del humo producen una reacción inflamatoria local, en la vía aérea, separándose el epitelio ciliado de su membrana basal. Así se forman moldes bronquiales que pueden ser expectorados o causar obstrucción bronquial. En general las quemaduras por inhalación son graves y su tratamiento requiere uso precoz de ventilación mecánica.

Quemaduras electricas

Los niños rara vez están expuestos al shock eléctrico por alto voltaje (más de 1,000 voltios). La mayor parte de las quemaduras eléctricas en ellos, son producto de la corriente del hogar. Los casos más severos ocurren cuando la piel es expuesta a cables eléctricos. El paso de la corriente a través de los tejidos puede generar intenso calor y producir lesiones en órganos internos, además de la quemadura local en el punto de entrada.

Una de las peores consecuencias que pueden ocurrir a un niño es la quemadura eléctrica de los labios cuando se introducen un enchufe en la boca. Estas lesiones pueden comprometer el espesor completo del labio, incluso la mucosa oral y pueden requerir de cirugía plástica para su reparación. El peligro es que la zona necrótica central se extienda a la arteria labial.

El sangramiento puede ser severo y brusco, al caer la escara, aproximadamente a la semana de ocurrido el accidente. En estos casos es necesario instruir a los padres para que compriman la zona labial del niño, con dos dedos mientras llegan al servicio de urgencia.

Prevencion

Las quemaduras pediátricas constituyen una catástrofe que afecta no sólo al niño sino a todo el grupo familiar. El riesgo vital para el pequeño en ocasiones, es altísimo. En los supervivientes, las secuelas funcionales, estéticas y psíquicas son la consecuencia esperada.

Los costos financieros del tratamiento de un niño quemado tanto agudo como el de las secuelas son elevadísimos. Habitualmente los más afectados son los grupos sociales más desposeídos. Lo más desalentador de toda esta situación es que la enorme mayoría de estos accidentes pueden ser evitados. Un ejemplo evidente lo constituyen los fuegos artificiales.

Si bien los progresos en el rescate y manejo de las quemaduras son estimulantes, el tratamiento más efectivo es y seguirá siendo la **prevención**. Con respecto a esta última, la educación pública es una de las responsabilidades ineludibles de cualquier miembro del equipo de salud que maneje este tipo de lesiones. Es allí donde debiera ser puesto el énfasis en la pediatría del futuro.

TEMA 19

USO DE MEDICAMENTOS EN NIÑOS

Si aceptamos que la infancia es el período de tiempo que transcurre desde el nacimiento hasta que el niño tiene 14 años, nos encontramos en la necesidad de subdividir este período, con objeto de obtener grupos más homogéneos a los que se les pueda aplicar comportamientos semejantes.

Establecemos entonces una primera etapa que comprende desde el nacimiento hasta los dos años y medio, y que denominaremos primera infancia; la segunda infancia irá desde los 2,5 años hasta los 6 y la tercera desde los 6 hasta los 14. En la primera infancia hacemos, a su vez, una distinción entre recién nacido (hasta el primer mes) y lactante (hasta el año).

No cabe duda de que el período más conflictivo, desde el punto de vista sanitario del niño, es la etapa de recién nacido. Además de ser la fase de máxima vulnerabilidad, también es en la que se ponen de manifiesto muchos de los trastornos congénitos o heredados. Por decirlo de otra forma, el recién nacido tiene que superar una prueba de supervivencia, luchando contra el entorno (infecciones, alimentación, hábitat...) y contra sus propias circunstancias (posibles malformaciones, defectos metabólicos...). Es un verdadero proceso de adaptación al medio. Superada esa primera etapa crítica que supone el primer mes de vida, lo natural es que el niño normal progrese en su crecimiento y desarrollo (tanto orgánica como funcionalmente), superando de forma satisfactoria los procesos patológicos que le afectan, ya que el tiempo juega a su favor en el proceso madurativo y de adaptación.

Salvo la tendencia a las infecciones, es muy difícil establecer las patologías que son características de la niñez. Por una parte, nos encontramos que el niño es susceptible de padecer cualquier enfermedad, incluso las propias de edades avanzadas pero, sin embargo, no podemos atribuir ninguna de ellas como representativas de la infancia.

La característica (no patológica) de la infancia viene determinada por los procesos madurativos, de crecimiento y desarrollo. Desde el momento del nacimiento hasta la pubertad se produce una maduración progresiva de los diferentes órganos y sistemas, factor importante en la administración de medicamentos debido a que las características anatómicas y fisiológicas condicionan el comportamiento del fármaco dentro del organismo.

El comportamiento farmacocinético de un medicamento en el cuerpo del niño se va a parecer mucho al comportamiento en el anciano, aunque por razones opuestas. En este último, hay muchas funciones disminuidas por la degeneración ligada a la edad, mientras que en el niño están disminuidas porque aún no se ha completado el desarrollo funcional (esto es más evidente cuanto más pequeño sea el niño).

Llamamos la atención sobre el predominio del sistema linfático, que va a producir una mayor incidencia de trastornos relacionados con dicho sistema, como la amigdalitis, vegetaciones, procesos infecciosos faríngeos por patología del anillo de Waldeyer, etc.

Asimismo, tiene gran importancia la disminución del estado inmunitario, debido a que se va desarrollando poco a poco y, mientras esto ocurre, el niño está predispuesto a padecer un mayor número de infecciones que el adulto.

Los procesos infecciosos de todo tipo son probablemente las enfermedades más frecuentes que se presentan en la infancia. También es propio del niño una mayor permeabilidad en las barreras biológicas (pared intestinal, barrera hematoencefálica, barrera respiratoria, etc.), que va a tener una repercusión importante en la acción de los medicamentos.

Características farmacocinéticas en el niño

Cuanto más pequeño es el niño, más lejos se encuentra del estado de "madurez fisiológica", que hemos convenido en admitir que es el adulto joven. Por consiguiente, durante toda la infancia el organismo del niño va a presentar las carencias propias de un proceso que aún no se ha completado, siendo esto más evidente en los recién nacidos y niños pequeños

Absorción
- La absorción oral de medicamentos va a ser ligeramente inferior que en el adulto, pero lo más característico es que se trata de una absorción errática y difícil de cuantificar.

-   La absorción percutánea es superior en los niños que en los adultos, entre otras razones por tener una mayor superficie corporal.
-   La absorción intramuscular es similar a la del adulto.
-   La absorción por vía rectal está aumentada con respecto al adulto, presentando una gran variabilidad interindividual.

Distribución

Una característica importantísima en los niños es que tienen un mayor contenido de agua que los adultos. Esto significa que, a igualdad de dosis, en el niño habrá menor concentración por haber una mayor dilución. Dicho de otra manera, si tuviéramos en cuenta exclusivamente este factor, habría que incrementar la dosis a administrar para conseguir idénticas concentraciones a las eficaces.

Sin embargo, en el niño también se aprecia una disminución de la unión de los medicamentos a las proteínas plasmáticas (sobre todo de aquellos medicamentos que tienen una gran afinidad por unirse a ellas). Como consecuencia de ello, se va a producir un aumento de la fracción libre del fármaco (farmacológica y toxicológicamente activa), lo que haría recomendable disminuir las dosis de medicamento para obtener idéntica respuesta.

Por tanto, es posible observar que se producen consecuencias contrapuestas según nos estemos refiriendo al aumento de la cantidad de agua o a la disminución de la unión a proteínas plasmáticas. En conjunto, habrá que buscar el equilibrio entre estos dos factores, que sugieren comportamientos opuestos.

Metabolismo

Debido a la falta de madurez del sistema hepático, habrá que esperar una menor tasa de metabolización de aquellos fármacos que utilicen la vía hepática para su metabolismo y posterior eliminación. Así, es de esperar un incremento en la semivida de dichos fármacos, o lo que es lo mismo, necesitaremos administrar una menor cantidad de medicamento o, en su lugar, espaciar más el intervalo de administración

Conviene repetir que esta falta de madurez del sistema hepático y de cualquier otro sistema orgánico hay que entenderla desde un punto de vista relativo y siempre corrigiéndolo en función de la edad del niño (menos madurez en el recién nacido). No obstante, es poco probable que esta inmadurez tenga repercusiones farmacológicas serias.

Excreción

También con la función renal podemos hacer el mismo razonamiento que con la hepática. La falta de madurez va a hacer que los medicamentos con excreción renal, no se eliminen en la cantidad ni con la velocidad que lo hace en el adulto joven. Esto significará que se aumentará la semivida de eliminación de dichos medicamentos y por tanto, se incrementará su acción (o duración de la misma) y/o los efectos secundarios ligados al fármaco.

Esta inmadurez renal en los niños más pequeños aconseja vigilar cuidadosamente la administración de medicamentos con elevada excreción renal, ya sea disminuyendo la dosis o espaciando el intervalo de administración.

Aspectos farmacodinámicos

Hay una serie de patologías que se pueden presentar con relativa frecuencia en los niños pequeños (principalmente, en los recién nacidos), y que pueden condicionar de forma determinante el comportamiento de los medicamentos en el organismo.

Así, ante una deshidratación intensa, el medicamento se encontrará más concentrado en el líquido que queda en el organismo, con lo que se aumentarán la acción y/o los efectos secundarios. Es decir, ocurrirá justo lo contrario a lo expuesto anteriormente en el apartado de distribución de fármacos en el organismo.

Otro aspecto farmacodinámico que afectará a la acción de los medicamentos en el niño es la más que frecuente acidosis que se presenta en muchos de ellos. En un medio ácido, los medicamentos ácidos estarán no ionizados y difundirán mejor a través de las barreras fisiológicas, con lo que alcanzarán más rápidamente los receptores específicos y manifestarán antes los efectos. Con los medicamentos de carácter básico, el razonamiento será el contrario, menor acción o aparición de la acción más tardía.

LOS EFECTOS EN EL ORGANISMO

Aparato digestivo y metabolismo

Antiespasmódicos: los niños pequeños, en general, son más susceptibles a los efectos anticolinérgicos. En climas cálidos, los anticolinérgicos pueden favorecer la aparición de "golpes de calor" por bloqueo de la sudoración con riesgo de hiperpirexia grave.

El sudor logra el enfriamiento por evaporación. Las glándulas sudoríparas están inervadas por fibras simpáticas colinérgicas; los ancianos, alcohólicos y niños son especialmente sensibles al bloqueo colinérgico.

Antieméticos: cuidado con los efectos anticolinérgicos de algunos antieméticos (fenotiazinas, antihistamínicos).

La metoclopramida a dosis elevadas puede producir reacciones extrapiramidales distónicas (espasmos de cara, lengua, espalda y crisis oculógiras). Se presentan al inicio del tratamiento (1-5 días) y remiten rápidamente tras la suspensión del mismo. La domperidona atraviesa escasamente la barrera hematoencefálica, por lo que puede ser una alternativa válida.

Laxantes: evitar el uso incontrolado en menores de 6 años. Podría enmascarar síntomas de apendicitis.
- No recomendados la fenolftaleína y antraquinonas en menores de 6 años.
- Considerar que la frecuencia de evacuaciones disminuye con la edad. Neonatos (hasta la primera semana): <4 evacuaciones/día (una frecuencia menor se ha asociado a estreñimiento crónico en años posteriores) y que los hábitos intestinales son modificados por situaciones de estrés, fiebre, cambios dietéticos, viajes, etc.

Antidiarreicos: siempre que sea posible se optará por el tratamiento dietético de las diarreas infantiles. Mayoritariamente, son de origen viral, especialmente en niños de 6 meses a 2 años, en los que es frecuente la concurrencia de infección de vías respiratorias altas. La infección tiende a ser autolimitante después de 5-7 días.

Tratamiento sintomático (fluidos y electrolitos).
- Los adsorbentes pueden interferir la absorción de otros fármacos. En ocasiones, producen estreñimiento.
- Inhibidores de la motilidad: son opiáceos que se absorben poco. La loperamida se absorbe en menor proporción que el difenoxilato. No obstante, y debido a la especial sensibilidad de los niños a sus efectos centrales, se desaconseja su uso en menores de 2 años.

- Fermentos lácticos: pueden sustituirse por una dieta a base de leche y yogurt.

Terapia antiobesidad: contraindicados como anorexígenos en menores de 12 años. Posible retraso del crecimiento y exacerbaciones en niños psicóticos. También pueden provocar tics motores o tónicos. Se acepta el uso de anfetamina en déficit de atención y en narcolepsia. Aunque no está aceptada, la fenfluramina se ha utilizado en el tratamiento del autismo infantil. Los anorexígenos, en general, no están indicados en niños menores de 12 años.

Anabolizantes hormonales: extremar las precauciones en niños prepúberes debido al riesgo de cierre prematuro de las epífisis óseas y/o desarrollo sexual precoz. En niñas hay riesgo adicional de virilización. Hay que tener presente que el retraso del crecimiento durante la pubertad suele ser transitorio. En general, no está justificado su uso en menores de 12 años.

Terapia hematológica
Anticoagulantes orales: no se han establecido las dosis. No obstante, los niños, sobre todo los recién nacidos, pueden ser más sensibles a la acción anticoagulante como consecuencia del déficit de vitamina K.

Terapia cardiovascular
Digitálicos: la digoxina y metildigoxina (únicos digitálicos comercializados actualmente) se excretan sobre todo por vía renal. En recién nacidos el aclaramiento renal está reducido y aumenta con la edad. La dosis se debe establecer conforme a la madurez de los órganos (edad). Los niños mayores de 1 mes necesitan dosis proporcionalmente mayores con relación al peso y superficie corporal que los adultos.

Terapia dermatológica
Antipsoriásicos. Etretinato: se han descrito casos de osificación de los ligamentos interóseos y de los tendones de las extremidades, así como el posible cierre prematuro de epífisis óseas. Utilización extremadamente precautoria, con monitorización radiográfica.
- Se aconseja evaluar a los pacientes que advierten dolor articular o limitación del movimiento durante el tratamiento.
- Hay que tener presente que el etretinato se acumula en el tejido adiposo lo que le confiere una vida media muy larga (4 meses). Se han detectado concentraciones plasmáticas 2,5 años después de la suspensión del tratamiento.

Corticoides. Uso tópico: el empleo de dosis elevadas en áreas extensas (>10% del total), así como el empleo de vendajes oclusivos comporta el riesgo de supresión adrenal y retraso del crecimiento debido a la absorción sistémica.

Terapia hormonal

Corticoides. Uso sistémico: con el uso crónico se corre el riesgo de la supresión adrenal y retraso del crecimiento, especialmente los de acción más prolongada (betametasona, dexametasona y parametasona). Como alternativa se proponen tratamientos en días alternos con un corticoide de acción intermedia (metilprednisolona, prednisona o triamcinolona).

Hormonas sexuales. Estrógenos y andrógenos: posible cierre prematuro de epífisis óseas y/o desarrollo sexual precoz. Durante el tratamiento con andrógenos a los adolescentes se aconseja un control, cada seis meses, de la maduración ósea mediante radiografías de manos y muñeca.

Terapia antiinfecciosa
Antibióticos:
-   Tetraciclinas: contraindicado su uso en niños menores de 8 años, debido al riesgo de decoloración permanente del esmalte dentario y a la alteración del desarrollo óseo.
-   Cloranfenicol: riesgo de "síndrome gris" en niños prematuros, atribuido a la inmadurez hepática.
-   Aminoglucósidos: precaución en niños prematuros y recién nacidos a término, debido a la inmadurez renal. Dosis elevadas de estreptomicina pueden producir alteraciones auditivas.
-   Estreptomicina y gentamicina: afectan sobre todo a la rama vestibular; amikacina, neomicina y kanamicina a la coclear. La netilmicina es menos ototóxica, aunque no está exenta de este riesgo.
-   Sulfamidas: uso contraindicado en niños menores de 1 mes, debido al riesgo de *kernicterus* por el deplazamiento de la bilirrubina de su unión a proteínas plasmáticas.
-   Quinolonas (ciprofloxacina, etc.): detectados casos de alteraciones cartilaginosas en animales de experimentación. Se ha observado artralgia e inflamación de las articulaciones (cojeras) en articulaciones que soportan peso. Las fluoroquinolonas se han utilizado, excepcionalmente, para el tratamiento de infecciones graves resistentes a otras terapias, habiéndose descrito casos de ar tropatía asociada al uso del

medicamento. La artropatía se resolvió tras la suspensión del tratamiento.

Antimicóticos. Ketoconazol: contraindicado en menores de 2 años por existir mayor riesgo de hepatotoxicidad en los niños.

- Datos contradictorios: algunos autores opinan que no hay mayor incidencia de la hepatitis que en el adulto. No obstante, hay descritos casos de hepatitis en niños.
- El fluconazol ha sido utilizado con seguridad en niños a partir de las 2 semanas de edad.

Vacunas: evitar las vacunas antirubéola y antiparotiditis en menores de 1 año, ya que los anticuerpos maternos podrían interferir con la respuesta inmune del niño.

Terapia antiinflamatoria
Antiinflamatorios: se aconseja el empleo de aquellos antiinflamatorios con suficiente experiencia clínica en niños (por ejemplo, naproxeno, tolmetin e ibuprofeno).

Miorrelajantes: los menores de 1 año presentan mayor sensibilidad al bloqueo neuromuscular, así como una recuperación un 50% más lenta que en los adultos. Suxametonio está contraindicado debido al riesgo de hiperpirexia maligna.

Terapia para el sistema nervioso central
Analgésicos:
- Narcóticos: los recién nacidos son más sensibles a los efectos depresores respiratorios.
- No narcóticos, ácido acetilsalicílico, asociado con síndrome de Reye.
- Síndrome de Reye: encefalopatía hepática aguda y degeneración grasa de las vísceras (páncreas, corazón, riñón y pulmón) consecutiva a algunas infecciones víricas agudas, extremadamente rara y con elevado índice de mortalidad; se observa en niños pequeños afectados de procesos virales benignos. Agentes víricos (*influenza*, varicela), toxinas exógenas (aflatoxina de *Aspergillus*), los salicilatos y defectos metabólicos (predisposición genética) se han asociado con el síndrome.

La administración de salicilatos durante una enfermedad gripal puede aumentar hasta 35 veces el riesgo de aparición del síndrome.

- Paracetamol: los niños menores de 12 años presentan menor hepatotoxicidad que los adultos, ello puede deberse a que utilizan rutas diferentes para su metabolización (conjugación con sulfatos en niños, y con el ácido glucurónico en adultos).
- Dosis tóxicas en adultos y niños. Agudo: 125-150 mg/kg o tratamientosprolongados con >3 g/día.
- Los analgésicos no narcóticos son la principal causa de intoxicación accidental en niños.

Antiepilépticos. Fenitoína: riesgo de hiperplasia gingival en adolescentes, especialmente con dosis superiores a 500 mg/día (comienza durante los 6 primeros meses de tratamiento: aconsejar limpieza y control de la placa dental). Se ha descrito disminución del rendimiento escolar, especialmente con dosis elevadas durante tratamientos prolongados. Puede aparecer hirsutismo y tosquedad de facciones.
- Acido valproico: riesgo real de hepatotoxicidad en menores de 2 años tratados con ácido valproico asociado a otro antiepiléptico. No conviene olvidar que algunos antiepilépticos pueden inducir la formación de metabolitos hepatotóxicos. En mayores de 2 años bajo monoterapia, el riesgo es mínimo. Hay algún caso de un síndrome similar al de Reye asociado con valproico.
- Fenobarbital: riesgo de excitación paradójica.

Antipsicóticos. Fenotiazinas y análogos: se puede presentar un aumento de reacciones neuromusculares de carácter distónico en niños, especialmente con enfermedad viral, meningitis o deshidratación.

Antidepresivos. IMAO: contraindicados en menores de 16 años. Retraso del crecimiento en animales de experimentación.

Psicoestimulantes. Cafeína: no recomendada en menores de 12 años, por ser especialmente sensibles a las sobredosis (efectos en SNC).

Terapia antiparasitaria
Antihelmínticos: presentan una mayor incidencia de molestias gastrointestinales, especialmente con pirvinio.

Antimaláricos. Cloroquina: mayor frecuencia de efectos adversos.

Terapia respiratoria

Rinológicos: contraindicados en menores de 2 años, debido a la mayor absorción sistémica de vasoconstrictores nasales.

Los adrenérgicos tópicos no deben utilizarse durante más de 5 días, para evitar el riesgo de congestión de rebote. En tratamientos superiores utilizar la vía oral.

Antiasmáticos. Teofilina: precaución, especialmente en recién nacidos debido a la inmadurez de sus sistemas metabólicos. Los niños entre 1 y 16 años precisan dosis proporcionalmente mayores que los adultos, referidas a kg peso/día (24 mg/kg/día frente a 13 mg/kg/día).

Antihistamínicos: debido a los efectos anticolinérgicos de algunos de ellos, puede haber riesgo de excitación paradójica (prometazina).

Alimemazina: contraindicado en menores de 1 año o con deshidratación, debido a las posibles reacciones distónicas.

Terapia oftalmológica

Oftalmológicos: mayor hipersensibilidad a efectos colinérgicos y anticolinérgicos. Es preferible usar pomada a solución, para limitar la absorción sistémica.

Nafazolina: está contraindicado ante el riesgo de depresión del SNC, con coma o hipotermia.

Otros medicamentos

Contrastes radiológicos: mayor riesgo de crisis convulsivas. Puede exacerbarse por deshidratación, frecuente en los lactantes.

Medicamentos psiquiátricos

Los medicamentos pueden ser una parte efectiva del tratamiento de varios desórdenes siquiátricos en niños y adolescentes. La recomendación por parte del médico del uso de medicamentos muchas veces causa mucha inquietud y preguntas en los padres y en el niño/adolescente. El médico que recomienda el medicamento debe de tener experiencia en tratar enfermedades siquiátricas en niños y adolescentes. El/ella debe de explicar claramente las razones para el uso de medicamentos, los beneficios que debe de producir el medicamento, cuáles son los posibles riesgos, cuáles son sus efectos secundarios y los otros tratamientos alternos.

Los medicamentos psiquiátricos no se deben usar solos. El uso de medicamentos debe de basarse en una evaluación siquiátrica comprensiva y ser parte de un plan de tratamiento comprensivo.

Antes de recomendar cualquier medicamento, el siquiatra de niños y adolescentes entrevista al niño/adolescente y le hace una evaluación diagnóstica minuciosa. En algunos casos la evaluación puede incluir un examen físico, pruebas sicológicas, pruebas de laboratorio y otras pruebas médicas, tales como electrocardiograma (EKG) o electroencefalograma (EEG) y la consulta con otros especialistas médicos.

Los medicamentos que tienen efectos beneficiosos pueden también tener efectos secundarios, que pueden variar desde pequeñas molestias hasta síntomas muy serios. Cada niño/adolescente es diferente y puede tener reacciones individuales a los medicamentos por lo que se recomienda mantenerse en contacto con el médico que lo está tratando. No hay que dejar o cambiar los medicamentos sin hablar con el doctor.

Los siquiatras de niños y adolescentes enfatizan que los medicamentos que producen efectos beneficiosos pueden también tener efectos secundarios no deseados que fluctúan desde simples molestias hasta muy serios síntomas. Como cada persona es diferente y puede tener reacciones individuales a los medicamentos, hay que mantener comunicación con el médico que receta los medicamentos. No deje de tomar o cambie los medicamentos sin antes hablar con el médico. Los medicamentos psiquiátricos deben ser usados como parte de un plan integral y minucioso de tratamiento que incluye evaluaciones médicas periódicas, y en la mayoría de los casos, psicoterapia individual y/o de familia.

Cuando un psiquiatra (preferiblemente un psiquiatra de niños y adolescentes) receta las medicinas adecuadamente y éstas se toman según fueron recetadas, los medicamentos pueden reducir o eliminar los síntomas problemáticos y mejorar el funcionamiento diario del niño o adolescente con desórdenes psiquiátricos.

Los medicamentos pueden ser recetados para síntomas y desórdenes psiquiátricos incluyendo, pero no limitándose a:
  - Orinarse en la cama: si persiste regularmente después de los 5 años y causa problemas serios de autoestima e interacción social.

- Ansiedad (negarse asistir a la escuela, fobias, miedo a la separación o miedos sociales, ansiedad generalizada, desórdenes de estrés postraumático), si le impiden al joven desempeñar sus actividades diarias normales.
- Desorden de Deficiencia de Atención debido a Hiperactividad (ADHD): caracterizado por un corto tramo de atención y por problemas para concentrarse y para estarse quieto. El niño se agita y frustra fácilmente, generalmente tiene problemas llevándose bien con la familia y amigos y usualmente tiene problemas en la escuela.
- Desorden Obsesivo-Compulsivo (OCD: obsesiones recurrentes (pensamientos preocupantes e intrusos) y/o compulsiones (comportamientos repetitivos o rituales tales como lavarse las manos, contar y cotejar a ver si las puertas estan cerradas) que a menudo se ven como sin sentido, pero que interfieren con el funcionamiento diario del joven.
- Desorden Depresivo: sentimientos persistentes de tristeza, impotencia, desesperanza, inutilidad y culpabilidad, inhabilidad para sentir placer, deterioro en el trabajo escolar y cambios en los hábitos de comer y de dormir.
- Desórdenes de la Alimentación: se puede privar de alimentación (anorexia nervosa), o bien comer en exceso, haciéndose vomitar luego (bulimia), o una combinación de ambas.
- Desorden Bipolar (maníaco-depresivo): períodos de depresión alternan con períodos maniáticos los cuales pueden incluir: irritabilidad excesiva, euforia ("high") o buen humor, energía excesiva, problemas del comportamiento, mantenerse despierto hasta altas horas por la noche y planes grandiosos.
- Psicosis: los síntomas incluyen las creencias irracionales, la paranoia, las alucinaciones (ver cosas u oir sonidos que no existen), el aislamiento social, el apegamiento, el comportamiento extraño, la terquedad extrema, los rituales persistentes y el deterioro en los hábitos personales. Se puede ver en los desórdenes del desarrollo, depresión severa, desorden esquizoafectivo, esquizofrenia y en algunas formas de abuso de substancias.
- Autismo (u otro desorden del desarrollo penetrante tal como el Síndrome de Asperger): caracterizado por déficits severos de interacción social, lenguaje y/o el pensar y la capacidad para aprender y generalmente se diagnostica cuando el niño es pequeño.

- Agresión Severa: puede incluir el asaltar, hacer daño excesivo a la propiedad, el prolongado abuso a si mismo tal como el darse en la cabeza o el cortarse.
- Problemas al Dormir: los síntomas puede incluir insomnio, los terrores nocturnos, el caminar dormido, el temor por la separación y la ansiedad.

Medicamentos "ADHD": Los medicamentos estimulantes y no-estimulantes a menudo son útiles como parte del tratamiento para el Déficit de Atención e Hiperactividad ("ADHD"). Algunos ejemplos de estimulantes incluyen: "Dextroamphetamine (Dexedrine, Adderal)" y "Methylphenidate (Ritalin, Metadate y Concerta)". Los medicamentos no-estimulantes incluyen "Atomoxetine (Strattera)".

Medicamentos Antidepresivos. Los medicamentos antidepresivos se usan en el tratamiento de la depresión, las fobias a la escuela, los ataques de pánico y en otros desórdenes de ansiedad como el orinarse en la cama, desórdenes del comer, desorden obsesivo-compulsivo, desórdenes de personalidad, desorden de estrés posttraumático y desorden de déficit de atención e hiperactividad. Hay varias clases de medicamentos antidepresivos.

Medicamentos Antisicóticos. Estos medicamentos pueden ser de ayuda para controlar los síntomas sicóticos (comportamiento delusorio y alucinaciones) o el pensar de manera desorganizada. Estos medicamentos pueden también ayudar a controlar los movimientos musculares nerviosos (tics) o exabruscos verbales como los que se observan en el Síndrome de Tourette. Ellos se usan en ocasiones para tratar la ansiedad severa y pueden ayudar para reducir el comportamiento muy agresivo.

A tener en cuenta

Los padres, niños y adolescentes deben tomar muy en serio el tratamiento con medicamentos psiquiátricos. Los padres deben hacer una serie de preguntas antes de que el niño o el adolescente comiencen a tomar los medicamentos psiquiátricos. Los padres de niños y adolescentes tienen que informarse bien acerca de los medicamentos. Si a los padres les queda alguna duda seria después de haber hecho todas las preguntas, se deben sentir en libertad de solicitar una segunda opinión de un psiquiatra de niños y adolescentes.

La información a los padres sobre el uso de los medicamentos

Dado que la profesión para la que se está formando, le va a permitir entrar en contacto con numerosos padres a los que puede orientar, vamos a exponer a continuación una serie de cuestiones que puede servirle para llevar a cabo esa función.

Cómo dar la medicina a los niños

Si se cuida a un niño que está bajo atención médica, es de gran importancia que se sepa cómo suministrarle las medicinas adecuadamente.

Medicinas sin Receta Médica

Hay medicinas obtenibles sin necesidad de una receta médica. Usted puede encontrarlas fácilmente en los estantes de las farmacias. Estas medicinas tienen información en la etiqueta correspondiente. Siempre hay que leer la información antes de usar la medicina. Esta información dice:
- Qué cantidad debe darle al niño.
- Con qué frecuencia se debe administrar.
- Qué clase de medicina es.
- Lo que se debe saber sobre el uso de la medicina.
- Si la medicina es buena para los niños.

Si tiene recomendaciones acerca de dosis para niños menores de 12 años, hay que preguntar al médico o al farmacéutico lo siguiente:

¿Qué cantidad y cuándo debe dársela?

Si la medicina contiene alcohol, como sucede con algunos jarabes para la tos, usted deberá preguntarle al médico si está bien que el niño la tome.

Antes de comprar uno de estos productos, hay que asegurarse de que el sello de seguridad no está dañado. Si está roto o quebrado, hay que escojer otra botella o caja en buen estado y mostrarle la dañada al farmacéutico o al dependiente de la farmacia. Si el niño está resfriado, tiene gripe o varicela, no hay que darle medicinas conteniendo aspirina o fármacos similares conocidas como "salicilatos", a menos que sean aprobadas por un médico. Aspirinas y otros salicilatos al ser tomadas por niños con síntomas de resfriado, gripe y varicelas, pueden ser causa de una rara pero a veces fatal enfermedad conocida como el Síndrome de Reye. En lugar de aspirina y otros salicilatos, se le puede dar paracetamol.

Midiendo las dosis

Las medicinas líquidas usualmente traen un pequeño vaso, una cuchara o una jeringuilla para ayudar a medir la dosis apropiada. Hay que asegurarse de usarlas. Los instrumentos que vienen con las medicinas son mejores para medirlas porque una cuchara casera retiene una capacidad de medicina muy diferente. Por ejemplo, una cucharita de cocina puede retener casi el doble de otra, porque los tamaños varían.

Los números en los instrumentos para medir las dosis, usualmente son muy pequeños y por lo tanto, es preciso leerlos con cuidado. Vamos a exponer a continuación, los tipos más comunes de instrumentos para medir la dosis y consejos para su uso:

Vasos para dosis

Para niños que pueden beber de una taza sin derramar el contenido. Hay que mirar de cerca al nivel de sus ojos sobre una superficie plana los números a un lado de la taza para estar seguro de que la cantidad que ve en el vaso, es la dosis correcta.

Cucharas cilíndricas

Especiales para niños que pueden beber pero no tienen control sobre el recipiente. La cuchara se asemeja a un cilindro con una pequeña cuchara en la parte superior.

Cuentagotas

Para niños que no pueden beber de una taza. Hay que poner la medicina dentro del cuentagotas y mida la cantidad de la dosis al nivel de sus ojos. Poner el cuentagotas en la boca del niño rápidamente antes de que la medicina se escape.

Jeringuillas

Para los niños que no pueden beber de una taza. Se puede colocar la medicina en la parte de atrás de la boca del pequeño, donde es menos seguro que él la va a derramar.

Algunas jeringuillas están provistas de tapas para evitar que la medicina se escape. Hay que asegurarse de remover la tapa antes de suministrar la medicina, porque es peligroso que el niño se atragante con ella. Desechar la tapa o ponerla lejos del alcance del niño.

La jeringuilla se puede llenar con la dosis indicada y dejarla tapada para usarla más tarde. Hay que asegurarse de remover la tapa antes de darle la medicina al pequeño.

Principios para niños y adolescentes

Existe una lista de principios para educar a niños y adolescentes en el uso de medicamentos y para que, en la medida de los posible, sean responsables de como toman sus medicamentos. Estos principios no especifican la edad de los niños por considerar que hay diferentes niveles de madurez, capacidad y experiencia en niños con la misma edad cronológica.

Los principios son:

1. Los niños, como usuarios de medicamentos, tienen derecho a recibir información apropiada sobre sus medicamentos; esta información debe proveerse teniendo en cuenta el estado de salud de los niños, su capacidad y su cultura.

2. Los niños quieren saber. Los proveedores de servicios de salud y los educadores deben comunicarse directamente con los niños al hablar de los medicamentos.

3. El interés de los niños por los medicamentos debe promoverse, y debe enseñárseles a preguntar a los profesionales de la salud, a los padres y a otras personas sobre como deben tomar sus medicinas y como manejar otras terapias.

4. Los niños aprenden por el ejemplo. Las acciones de los padres y de otros cuidadores deben demostrar a los niños como usar los medicamentos apropiadamente.

5. Los niños, los padres, y los proveedores de salud deben determinar como transferir la responsabilidad por el uso de medicamentos a los niños de forma que se respete la responsabilidad de los padres y también la capacidad de los niños.

6. La educación de los niños sobre el uso de medicamentos debería tener en cuenta lo que el niño quiere aprender sobre medicamentos, así como lo que los profesionales creen que debería saber.

7. El programa de educación para la salud que se imparte en las escuelas debe incluir información sobre el uso apropiado de medicamentos.

8. La educación de los niños sobre los medicamentos debe incluir información básica sobre el uso de medicamentos y su mala utilización, así como sobre los medicamentos que el niño está usando.

9. Los niños tienen derecho a recibir la información necesaria para evitar que se envenenen con medicamentos.

10. Cuando los padres aceptan que un niño participe en un ensayo clínico hay que asegurarse de que el niño recibe la información necesaria para decidir si quiere o no ser parte del experimento.

En la definición de medicamento/medicina se incluyen tanto los medicamentos que precisan receta, como los que no la precisan, las hierbas medicinales y los suplementos nutricionales

Las intoxicaciones medicamentosas

El niño está particularmente expuesto a las intoxicaciones medicamentosas. Es por todos conocido lo atractivas que pueden resultar para un pequeño las cápsulas o comprimidos de colores vivos empaquetados cuidadosamente en sus envases. Por elllo, es conveniente tomar ciertas precauciones a la hora de guardar en casa las medicinas o permitir al niño la automedicación de ciertos tratamientos.

La causa más frecuente de intoxicaciones (más del 30 %) la constituyen los medicamentos, seguidos de productos del hogar (aproximadamente un 25 %), alimentos, tabaco y licores (aproximadamente un 12 %) y productos químicos (aproximadamente un 5 %).

Las intoxicaciones medicamentosas más graves, que pueden ser mortales, son producidas por antidepresivos tricíclicos, antihistamínicos (indicados en procesos alérgicos), aspirina, benzodiazepinas (en estados de ansiedad, depresión alteraciones nerviosas, etc), y otros como simpaticomiméticos (indicados para muchas patologías distintas). Las intoxicaciones por medicamentos son 3,5 veces más frecuentes en los niños menores de 15 años (especialmente en los de 2-3 años) que en los mayores de 15 años.

¿A que se deben las intoxicaciones?

Normalmente, y en la mayoría de los casos los motivos que llevan a una intoxicación, son:

a) Ingesta accidental de fármacos en los niños pequeños que comienzan a explorar su entorno y tienen acceso a su medicación (salicilatos, antidepresivos) o a la utilizada por sus familiares.

b) Intoxicaciones en el curso de un tratamiento derivadas del desconocimiento de la farmacología clínica de los fármacos en el niño (kernicterus por sulfamidas, síndrome del niño gris por cloranfenicol e intoxicaciones por teofilina) o de errores o dificultad en la dosificación.

c) Intentos suicidas, más frecuentes en la adolescencia (salicilatos, paracetamol, benzodiazepinas y barbitúricos).

Precauciones a la hora de prevenir estos riesgos:
- Evitar los medicamentos que han demostrado ser peligrosos en el niño (tetraciclinas y cloranfenicol).
- Evitar los medicamentos innecesarios.
- Elegir medicamentos que hayan demostrado ser eficaces y seguros en el niño.
- Diseñar un tratamiento adecuado en cuanto a dosis y forma de administración teniendo en cuenta que el niño no es un adulto de poco peso, especialmente en el neonato.
- Controlar el tratamiento, si es necesario mediante la monitorización de los niveles séricos, de fármacos como aminoglucósidos, antiepilépticos, antineoplásicos, corticoides, digoxina o teofilina.
- Diseñar un tratamiento lo más simple posible, dar instrucciones claras y controlar el cumplimiento terapéutico y la retirada de la medicación.
- Utilizar envases que resulten difíciles de abrir por el niño.
- Guardar los medicamentos que utiliza el niño o sus familiares en un botiquín fuera del alcance de los niños y cerrado con llave.
- No guardar en el hogar los medicamentos que sobran, ya que, además de favorecer la automedicación, pueden caducar y ser ineficaces o incluso perjudiciales.
- Evitar la automedicación.
- Evitar los juegos infantiles con "medicinas".

En caso de intoxicación, las medidas a tomar suelen ser trasladar urgentemente al pequeño a un centro médico, pero en estos casos, a veces las medidas en el hogar pueden paliar unos efectos más graves para la salud del pequeño en caso de no actuar urgentemente, por ejemplo saber si provocar el vómito del niño, administrarle una simple cantidad de bicarbonato, o dos cucharadas de leche pueden en determinados casos ayudar de un modo importante al pequeño.

El botiquín infantil

Desde el mismo momento del nacimiento, en la sala de partos, se inicia una relación entre niño y medicamento. Es precisamente en los primeros 3-4 años de vida cuantas más veces se consulta al pediatra y cuando más necesidad de medicarles tenemos. Sin embargo, también es ese el periodo de tiempo donde más frecuentemente se ingieren fármacos no deseables o dosis excesivas de los mismos, constituyendo, quizás, el accidente infantil más fácilmente evitable.

Los componentes básicos de un botiquín infantil son:
- Un termómetro.
- Un antiséptico para curar heridas (povidona iodada, agua oxigenada, clorhexidina, etc.)
- Gasas, tiritas y esparadrapos para cubrirla en caso necesario y como fármacos, únicamente aquellos del tipo analgésico-antipirético, es decir, medicamentos para tratar la fiebre y el dolor. Los más utilizados son el paracetamol y el ibuprofeno.
- Así mismo, cuando el niño tenga catarro, también podremos tener suero o cualquier preparado para la limpieza de la nariz.

Como norma general hay que guardar este botiquín siempre en el mismo sitio, donde fácilmente recordemos su ubicación, fuera del alcance o vista de los niños, en un armario o ubicación cerrado con llave, utilizando el preparado comercial que tenga frasco de seguridad y manteniéndolo con el prospecto e indicaciones del fabricante. No es conveniente guardar las medicinas en recipientes que puedan llamar la atención del niño, como por ejemplo, cajas de galletas o bombones, sino en cajas que destinaremos específicamente para ese fin. Lo revisaremos de forma periódica para comprobar la fecha de caducidad de las medicaciones y repondremos aquello que hayamos utilizado.

Si el niño tiene una enfermedad crónica (por ejemplo, asma), debemos incluir también los medicamentos que tome de forma habitual (por ejemplo, broncodilatadores). De esa caja siempre excluiremos medicinas que nos hayan "sobrado" de otros procesos, como por ejemplo antibióticos, mucolíticos, anticatarrales, antitusígenos, etc., que debemos tirar una vez haya finalizado su uso.

En caso de viajes o periodos de vacaciones fuera de casa, hay que llevar consigo un botiquín similar, al que se podrá añadir cremas de protección solar, preparados para después del sol y medicación para el mareo en caso de que el niño lo padezca. Así mismo, hay que llevar consigo las cartillas sanitarias individuales de la seguridad social o del seguro médico habitual, y una vez instalados en el sitio de destino, conocer el centro sanitario donde se puede acudir con ellos en caso de enfermedad.

Antes de darle cualquier medicamento a los hijos, los padres es preciso que sepan específicamente su nombre y para qué sirve (por ejemplo amoxicilina es un antibiótico), su forma de administración (habitualmente jarabes o sobres), cada cuánto deben dárselo y durante cuánto tiempo (por ejemplo, cada 8 horas durante diez días), los posibles efectos no deseados que puedan presentarse con la toma (por ejemplo estreñimiento al tomar codeína) y por supuesto, la dosis del mismo. Deben recordar que la dosificación de los medicamentos en pediatría se hace en virtud del peso del niño y no de la edad, y por lo tanto los jarabes se medirán en mililitros o centímetros cúbicos (son sinónimos). La automedicación y el incumplimiento terapéutico (dejar de darle el antibiótico antes de finalizar el tratamiento) son prácticas muy difundidas entre la población y por extensión se hace partícipes a los niños. Hay que recodar a los padres que sus hijos intentarán imitar todo aquello que ellos hacen, más si cabe sus hábitos. Por ese motivo no es conveniente que tomen sus medicinas en su presencia, ni deben decirle nunca lo "rico" o "bueno" que está este o ese jarabe.

www.ingramcontent.com/pod-product-compliance
Lightning Source LLC
Chambersburg PA
CBHW081718220526
45468CB00008B/1895